Ewald Rieser

Energieeffiziente Smart Home-Betreuung in der Pflege

Ewald Rieser

Energieeffiziente Smart Home-Betreuung in der Pflege

anhand des Beispiels Volkshilfe Wien

Lehrbuchverlag

Imprint

Cover image: www.ingimage.com

Publisher:
Der Lehrbuchverlag
is a trademark of
International Book Market Service Ltd., member of OmniScriptum Publishing Group
17 Meldrum Street, Beau Bassin 71504, Mauritius

Printed at: see last page
ISBN: 978-620-0-44452-3

Kurzfassung

Problemstellung: In den letzten Jahrzehnten ist der Anteil der Bevölkerung über 60 Jahren in Europa gestiegen. Menschen, die trotz Einschränkungen in ihrer eigenen Wohnung oder Eigenheim leben möchten, benötigen Systeme, die Ihnen Sicherheit und selbstständige Lebensführung vermitteln. Mangel an Pflegefachkräften, steigende Pflegekosten sowie zu wenig Förderung vom Staat, stellen die Betreuung in der Pflege steht vor großen Herausforderungen. Speziell die Pflegequalität, Patientensicherheit sowie die Pflegekräfte stehen im Fokus.

Methodik: Die Masterarbeit basiert auf einer Literaturrecherche und dient dazu, eine geeignete Wissensgrundlage zu schaffen. Danach wurde eine quantitative Erhebung mit einem Fragebogen durchgeführt. Abschließend erfolgte eine qualitative Untersuchung mittels halb offenen, leitfadengestützten Experteninterviews, um die Theorie mit empirisch erhobenen Daten zu verknüpfen. Die qualitative Untersuchung basiert auf den auffälligsten Ergebnissen der quantitativen Erhebung. Die Auswertung der Interviews erfolgte nach der Methode der qualitativen Inhaltsanalyse nach Mayring.

Ergebnisse: Durch die Digitalisierung werden Pflegekräfte von Routinearbeiten entlastet, um mehr Zeit und Ressourcen für wesentliche Aufgaben zu haben. Das Einsparpotenzial von SHS liegt zwischen 8 und 19 Prozent. Den größten Nutzen sehen die Pflegekräfte in der Heizung. Über 60 Prozent der Pflegekräfte sind der Meinung das neue Technologien eine Unterstützung ist, die tägliche Arbeit zu erleichtern. Wesentlich ist ein langsames heranführen und einen Vertrauensaufbau von den verschiedenen Technologien auf Kundenseite als auch von Mitarbeiterseite. Der Mensch muss im Mittelpunkt steht in Verbindung mit den Technologien.

Schlussfolgerungen: Kein Smart Home System kann eine Pflege und Betreuung ersetzten. Kein Smart Home System kann Menschen ersetzten. Smart Home öffnet Pflege und Betreuung den Bereich Public Health. Die Sicherheitstechnologien Smarte Brandmelder, automatische Abschaltsysteme am Herd sowie intelligente Sturzsensoren haben sehr viel Potenzial für die Zukunft in der Pflege. Smart Home Produkte müssen sehr individuell an den Kunden angepasst werden.

Schüsselwörter: Digitalisierung in der Pflege, Smart Home, Active Assisted Living, Smart Health, Digitalisierung, Ambient Assisted Living

Abstract

Problem: In recent decades, the proportion of the population over 60 in Europe has regularly increased. People who want to live in their own apartment or home despite restrictions need systems that give them security and an independent lifestyle. The shortage of skilled nursing staff, rising nursing costs and too little state funding pose major challenges for nursing care. The focus will be especially on the quality of care, patient safety and employees in the future.

Methods: The basis of this thesis was a literature review with processing of the relevant literature to create a suitable knowledge base. A quantitative survey with a questionnaire was t has been used to answer the research questions of this study. Finally, a qualitative study was conducted using semi-open, guideline-based expert interviews in order to expand the theory with empirically collected data. The qualitative survey is mainly based on the most striking results of the quantitative survey. The interviews were evaluated according to Mayring's method of qualitative content analysis.

Results: Digitalization relieves caregivers the routine work to save time and resources for important tasks. The savings potential of SHS is between 8 and 19 percent. Nurses see the greatest benefit in heating. More than 60 percent of the nursing staff believe that new technologies are a support to make their daily work easier. What is essential is a slow introduction and a building of trust from the various technologies on the customer side as well as on the employee side. The focus must be on the human being in connection with the technologies.

Conclusions: No Smart Home System can replace care and support. No smart home system can replace people. Smart Home opens up the field of public health to care and assistance. Smart fire detectors, automatic stove shut-off systems and intelligent fall sensors have great potential for the future of care. Smart home products have to be very individually adapted to the customer.

Keywords: Digitalization in Nursing, Smart Home, Active Assisted Living, Smart Health, Digitalization, Ambient Assisted Living

Inhaltsverzeichnis

1 Einleitung

1.1 Problemstellung

In den letzten Jahrzehnten ist der Anteil der Bevölkerung über 60 Jahren in Europa gestiegen, auch in den nächsten Jahren wird eine demografische Alterung erwartet. Da mit dem hohen Alter auch die Wahrscheinlichkeit von gesundheitlichen Einschränkungen im Alltag steigt, die häufig zu einer Pflegebedürftigkeit führen, steht die Gesellschaft sowohl in sozialer als auch in finanzieller Hinsicht vor einer großen Herausforderung (Schimany, 2003). Die meisten älteren Menschen haben trotz gesundheitlicher Beeinträchtigungen den starken Wunsch, weiterhin in ihrer eigenen Wohnung oder Eigenheim bleiben zu können. Daher benötigen solche Personen Systeme, die ihnen Sicherheit und selbstständige Lebensführung ermöglichen (Künemund, 2018). Mangel an Pflegefachkräften, steigende Pflegekosten sowie zu wenig Förderung vom Staat, stellen die Betreuung in der Pflege vor große Herausforderungen. Speziell die Pflegequalität, Patientensicherheit sowie die MitarbeiterInnen stehen im Fokus (Münnich, 2018). Mobile, smarte Geräte und auch andere digitale Werkzeuge sind nicht nur für junge Menschen interessant, besonders die älteren Generationen können von dieser Technologie profitieren. Außerdem zeigt Albrecht (2018) in seinen Ausführungen, dass viele Smart Home Technologien mit der Erwartung aufgegriffen wurden, die Effizienz der Betreuung zu steigern und Kosten zu senken. Die starke Digitalisierung, Vernetzung und Pflegeinformatik sind wesentliche Faktoren, die im Bereich Pflege und Betreuung noch weiter an Bedeutung gewinnen werden. Daher können smarte Technologien die Effizienz und Effektivität der Pflegeprozesse in Zukunft unterstützen, sodass das Wohlergehen der älteren Menschen bewahrt und gefördert wird (Pfannstiel, 2018).

1.2 Zielsetzung

Eine Erleichterung in den eigenen vier Wänden, Einsparung der Energiekosten und eine Steigerung des Sicherheitsgefühls soll durch moderne SHS bewiesen werden. Die in Kapitel 1.1 dargestellte Problemstellung zeigt, dass der Einsatz von Smart Home Technologien in Zukunft eine entscheidende Bedeutung hat. Mithilfe dieser Masterarbeit soll bewiesen werden, dass ein Smart Home System die Energiekosten senken kann und die Pflege und Betreuung vereinfachen kann.

Daraus ergeben sich für die vorliegende Masterarbeit folgende Hauptforschungsfragen:

Inwiefern kann die Energieeffizienz durch Smart Home Systeme verbessert werden?

Erleichtert die Implementierung eines Smart Home Systems bei Kunden die Pflege und Betreuung?

Anhand dieser Fragestellung sollte ermittelt werden, wie die derzeitige Akzeptanz des mobilen Pflege- und Betreuungspersonals in Bezug auf modernen SHS ist. Außerdem sollten die Potenziale und Gefahren im Bereich der Smart Home Systeme aufgezeigt werden. Zur Präzisierung der genannten Forschungsfrage dient folgende Unterfrage:

Wie ist die Akzeptanz des mobilen Pflege- und Betreuungspersonals bezüglich des Einsatzes von Smart Home Technologien?

Welche Entwicklungen und Gefahren werden sich zukünftig im Bereich von Smart Home Systemen ergeben?

Mithilfe der Unterfrage sollte ermittelt werden, welche Ängste und Bedenken in Bezug auf Smart Home Technologien ersichtlich sind.

Die Hypothese diesbezüglich lautet:

Smart Home Systeme können die Energiekosten senken, Smart Home Systeme erleichtern die Pflege und Betreuung

1.3 Material und Methoden

Die Masterarbeit teilt sich in einen theoretischen und einen empirischen Teil. Der theoretische Teil basiert auf einer reinen Literaturrecherche und dient dazu, eine geeignete Wissensgrundlage zu schaffen. Um die oben genannten Themengebiete auf wissenschaftlich fundierter Basis darzustellen, erfolgte ein umfangreicher Rechercheprozess. Nach einer Erstrecherche wurde ein Suchprotokoll angelegt, welches den Überblick über relevante Literaturquellen wahren sollte (s. Anhang A.6). Durchsucht wurden Bibliothekskataloge (z.B. FH Burgenland) und Dissertationsdatenbanken (z.B. Österreichische Dissertationsdatenbank). Zudem wurden internationale wissenschaftliche Datenbanken wie Pubmed, Cochrane Database und jene der WHO zum Auffinden aktueller Studien als Suchquellen herangezogen. Ergänzend dazu wurde die erweiterte Google-Suche (scholar.google.at und books.google.at) sowie Zeitschriftendatenbanken (Universität Regensburg, Springerlink) genutzt. Als Suchbegriffe wurden u.a. „Digitalisierung in der Pflege“, „Einsparungspotenzial durch Smart Home“, „Smart Home Technik in der Pflege“, „Energieeffizienz“, „Verbesserung der Energieeffizienz durch moderne Smart Home Geräte“, „Energieeffizienz von Smart Home Technologien“ herangezogen. Diese Begriffe wurden erforderlichenfalls durch Synonyme, Pluralformen, Wortverbindungen sowie englischsprachige Bezeichnungen erweitert. Um einen besseren Überblick über die infrage kommende Literatur zu behalten, wurde das zuvor erstellte Suchprotokoll laufend adaptiert. Eine Übersicht darüber gibt Tabelle 1. Dabei gilt es zu berücksichtigen, dass nicht jeder Suchbegriff in jeder Wortkombination in allen Datenbanken eingegeben wurde. Stattdessen erfolgte bei der Verwendung von Keywords eine Orientierung an Thema und Sprache der durchsuchten Datenbank bzw. Webseite.

Tabelle 1: Keywords im Rahmen des Rechercheprozesses

Deutsch	Englisch
Digitalisierung in der Pflege	Digitalization in nursing care
Energieeffizienz	energy efficiency
Einsparungspotenzial durch Smart Home	Savings potential through Smart Home
Smart Home bei älteren Personen	Smart Home for older people
Potenzial von Smart Home Technologie	Potential of Smart Home Technology
Smart Home Technik in der Pflege	Smart home technology in care
Potenzial Smart Home Betreuung in der Pflege	Potential Smart Home care in the care
Energieeffizienz von Smart Home Technologien	Energy efficiency of smart home technologies
Verbesserung der Energieeffizienz durch moderne Smart Home Geräte	Improving energy efficiency through modern smart home appliances

Die Bearbeitung des empirischen Teils erfolgte anhand eines Fragebogens sowie leitfadengestützten Interviews. Die Probanden sind Pflegekräfte der Volkshilfe Wien, die anhand des Fragebogens evaluiert wurden. Zusätzlich wurden leitfadengestützte Interviews mit zwei Personen im Qualitätsmanagement, fünf Führungskräfte im Bereich Pflege und Betreuung sowie der Geschäftsführung der Volkshilfe Wien geführt.

2 Theoretischer Teil

Im vorliegenden Abschnitt werden die wichtigsten Begriffe zum Thema Smart Home und Energieeffizienz definiert und abgegrenzt, um ein grundlegendes Verständnis für das Forschungsthema zu schaffen.

2.1 Definitionen und Begriffsabgrenzungen

2.1.1 Smart Home

In diesem einleitenden Kapitel wird zunächst auf das Thema „Smart Home" allgemein eingegangen. In vielen Büchern, Zeitschriften und Publikationen gibt es für die Bezeichnung Smart Home keine einheitliche Definition. In den Ausführungen von Gram-Hanssen (2018) zeigt sich, dass es eine große Menge an Synonymen, wie beispielsweise für Smart Living, Home of the Future, Smart Environment, intelligentes Wohnen oder elektronisches Haus gibt. In Abbildung 2 wird ein Smart Home Gebäude, welches den Fokus auf aktives Energiemanagement legt grafisch veranschaulicht. Durch ein zentrales Energiemanagementsystem werden die Informationen aller Geräte gesteuert und verarbeitet. Das EMS kommuniziert mit allen Komponenten im Umfeld und ist mit jedem Einzelnen verbunden. Außerdem kann man durch eine App und einer grafischen Oberfläche Smartphones mit einbinden. Durch eine sogenannte „Wallbox" wäre es vorstellbar ein Elektrofahrzeug inklusive einer Ladestation in ein Smart Home zu integrieren. Intelligente Stromzähler können an der Schnittstelle integriert werden, um den Verbrauch zu optimieren. Für die Bewohner ist die reibungsfreie Kommunikation mit dem EMS, sowie der Schutz der Privatsphäre die Grundlage eines funktionierenden Smart Home Gebäudes (Allerding, 2013).

Wisser (2018) weist darauf hin, dass Smart Home als Oberbegriff für technische Verfahren und Systeme in Wohnräumen und Häusern verwendet wird. Besonders die Lebensqualität, Sicherheit und effizientes Energiemanagement stehen im Fokus. Der Begriff wird meist als Synonym zu „Gebäudeautomation in Wohngebäuden" verwendet. Da sich die Funktionsziele von Smart Home rasant entwickelt haben, gibt es zurzeit nur einen geringen wissenschaftlichen Konsens. Mehrere Autoren sind sich nicht einig, was durch diesen Begriff charakterisiert wird, was Teil davon ist und was nicht. Mendes et al. (2015) beschreibt Smart Home als eine häusliche Umgebung, die Intelligenz und automatische Kontrolle besitzt und auf das Verhalten der Bewohner reagiert.

Die Themen Energiemanagement, Digitalisierung und Klimawandel sind schon seit Jahrzehnten von hoher Bedeutung und Relevanz. Jede Menge unterschiedliche Begriffe und Bedürfnisse werden mit der Anwendung von Smart Home Systemen in Bezug auf das Wohnen thematisiert. Es gibt eine Vielzahl von Anwendungsgebieten, die durch Gebäudeautomatisationssysteme bei Erweiterungen, Sanierungen oder bei neuen Gebäuden im privaten als auch im gewerblichen Bereich angesprochen werden. Die nachfolgende Abbildung 1 ist eine Darstellung von möglichen Anwendungsbereichen im Smart Home Bereich (Bitkom, 2008).

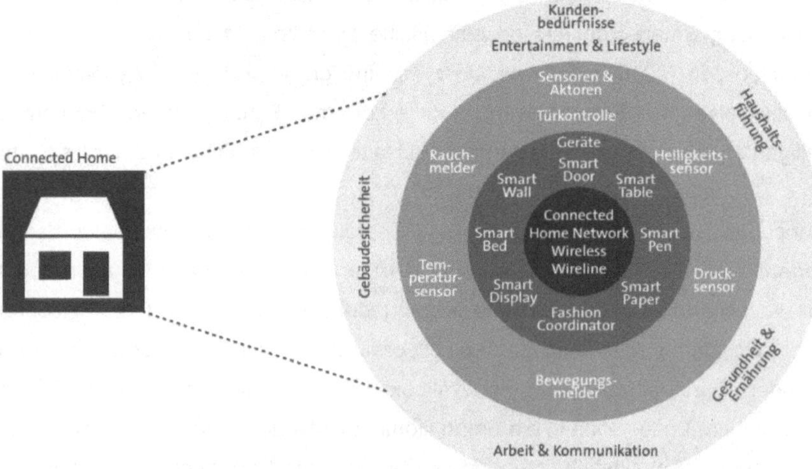

Abbildung 1:Mögliche Anwendungsfelder im Smart Home Bereich (Bitkom, 2008)

Die Untersuchungen von Wisser (2018) belegen, dass die Funktionen und Anwendungsgebiete von Smart Home Systemen von Temperierung und Lüftung, Beleuchtung, Beschattung, Einbindung von verschiedenen Geräten bis hin zur Sicherheitsfunktion reichen. Als ergänzende Funktionen zählen Energiemanagement und Smart Metering, Multimedia und Unterhaltung sowie Assistenzfunktionen für hilfsbedürftige Menschen. In Abbildung 2 zeigt Allerding (2013) die Darstellung eines Eigenheim mit Smart Home Geräten mit integriertem Elektrofahrzeug.

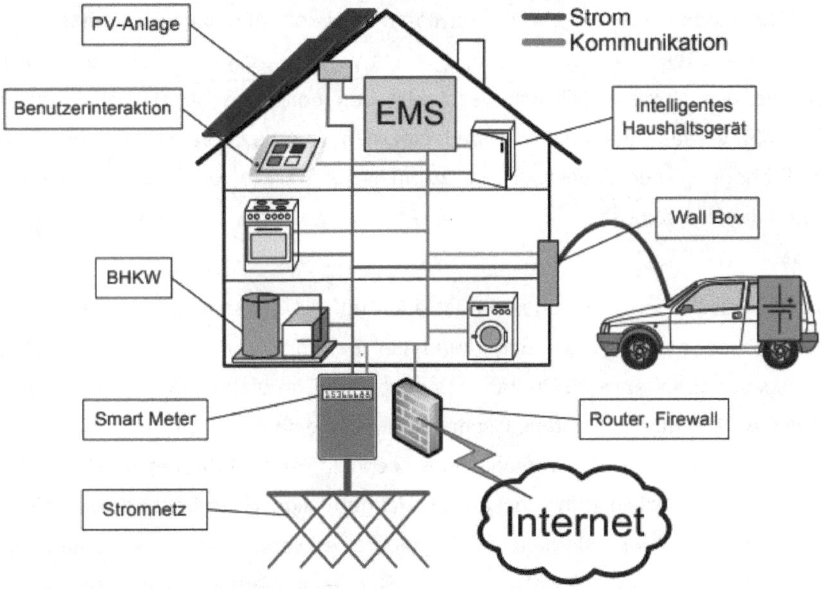

Abbildung 2: Darstellung eines Smart Home mit Elektrofahrzeug (Allerding, 2013)

2.1.2 Energieeffizienz

Schäfer (2018) definiert die Effizienz der Energie als ein Maß für den Verbrauch von Energie, um einen bestimmten Nutzen zur erlangen. In Zukunft wird dies ein wichtiger Bestandteil jedes Küchengeräts, Heizung und Autos sein. Schon seit 1998 wird in der Europäischen Union durch das EU-Energielabel die Energieeffizienz von Küchengeräten gekennzeichnet. Auch Energieeffizienzklassen werden zunehmend für unterschiedlichste Maschinen verbindlich. Beispielsweise gibt es für Energiesparlampen Effizienzklassen oder für neue Pkws bestimmte Effizienzwerte für den CO_2- Ausstoß. Der Energieausweis gemäß der Energieeinsparverordnung wird seit 2009 verwendet, um die unterschiedlichen Energiewerte von Häusern und Gebäuden zu dokumentieren.

Durch die Energieeffizienz und die möglichen Einsparungen der Energie können auf einen längeren Zeitraum ökologische und ökonomische Vorteile erreicht werden. Anzumerken ist, dass die Funktionen des Energiemanagements meist keine übergeordnete Rolle für die Anschaffung darstellen (Wisser, 2018).

Die Untersuchungen von Pehnt (2010) zeigen, dass es bei Effizienz um den Prozess des „Zustandekommens“ geht, um etwas zu bewirken, durchzusetzen oder eine Tat auszuführen. Besonders entscheidend ist das Verhältnis zwischen dem eingesetzten Aufwand und Nutzen. Effizienz beschreibt den optimalen Mitteleinsatz und setzt Effektivität voraus. Energieeinsatz bedeutet, den Energieverbrauch in einem System zur Erbringung der Dienstleistung zu minimieren. Die Europäische Union hat Energiedienstleistungsrichtlinien zur Energieeffizienz, die in Tabelle 2 dargestellt werden.

Ein effizientes Energiemanagement ist auch auf die gesamte Wirtschaft betrachtet gesehen von großer Bedeutung, denn der Bedarf der Energie der industriellen Produktion beträgt etwa 25 Prozent des gesamten Energiebedarfs. Daher ist es nicht nur von wirtschaftlichem und politischem Interesse eine effiziente Produktion im Land möglich zu machen. Durch verschiedene Technologien und Strategien ist es möglich Einsparungspotenziale aufzudecken, um längerfristige Energie- und Klimaziele zu erreichen. In Zeiten steigender Energiepreise versuchen viele Unternehmen technisch mögliche Ansätze zur Energieeinsparung mit strategischen Managementwerkzeugen einzubinden, um einen entscheidenden Wettbewerbsvorteil gegenüber konkurrierenden Firmen zu gewinnen. In wenigen Unternehmen gibt es Kontrollsysteme zur Abschaltung der Maschinen bei schwächeren Lastzeiten. Fast 40 Prozent der Firmen nutzen intelligente Technologien zur Rückgewinnung der Prozessenergie in der Produktion. Etwa drei Viertel der Betriebe nutzen die automatische Abschaltregelung, wenn die Anlage gerade nicht verwendet wird, um Energie einzusparen. Außerdem rüsten zirka 45 Prozent der Firmen ihre Maschinen oder Anlagen nach, damit eine möglichst lange Lebensdauer erreicht werden kann. Besonders interessant ist ein Vergleich der Effizienzlösungen von kleineren und größeren Betrieben. Wie in der Abbildung 3 dargestellt, ist die Verwendung von Effizienztechnologien in größeren Unternehmen deutlich häufiger als in kleineren. Die Energieeinsparung durch Abschalten bei Nichtnutzung wird in kleinen, mittleren und großen Unternehmen am häufigsten verwendet (Mattes et al., 2017).

Tabelle 2: Energiedienstleistungen und ihre Quantifizierung (Pehnt, 2010)

Energiedienstleistungen	Beschreibung	Quantifizierung
Heizen	Bereitstellung thermisch komfortable Wohnräume in der kälteren Jahreszeit	Wohnfläche, Zeitintegral der Temperaturdifferenz
Kühlen	Bereitstellung thermisch komfortable Wohnräume in der kälteren Jahreszeit	Wohnfläche, Zeitintegral der Temperaturdifferenz
Warmes Trinkwasser	Warmes Wasser zum Duschen, Waschen	Wassermenge, Temperaturdifferenz
Wäschewaschen	Saubere, hygienisch, einwandfreie Wäsche	Masse der Wäsche, eventuell mit Verschmutzungsgrad
Wäschetrocknen	Schranktrockene Wäsche	Masse der Wäsche, eventuell mit Restfeuchte
Geschirrspülen	Reinigung des Ess- und Kochgeschirr mit wenig manuellen Aufwand	Zahl der Maßgedecke, eventuell mit Verschmutzungsgrad
Beleuchtung	Komfortable Lichtverhältnisse	Wohnfläche, Zeitintegral der Beleuchtungsstärke
Kommunikation	Übertragung von Nachrichten	Byte/s

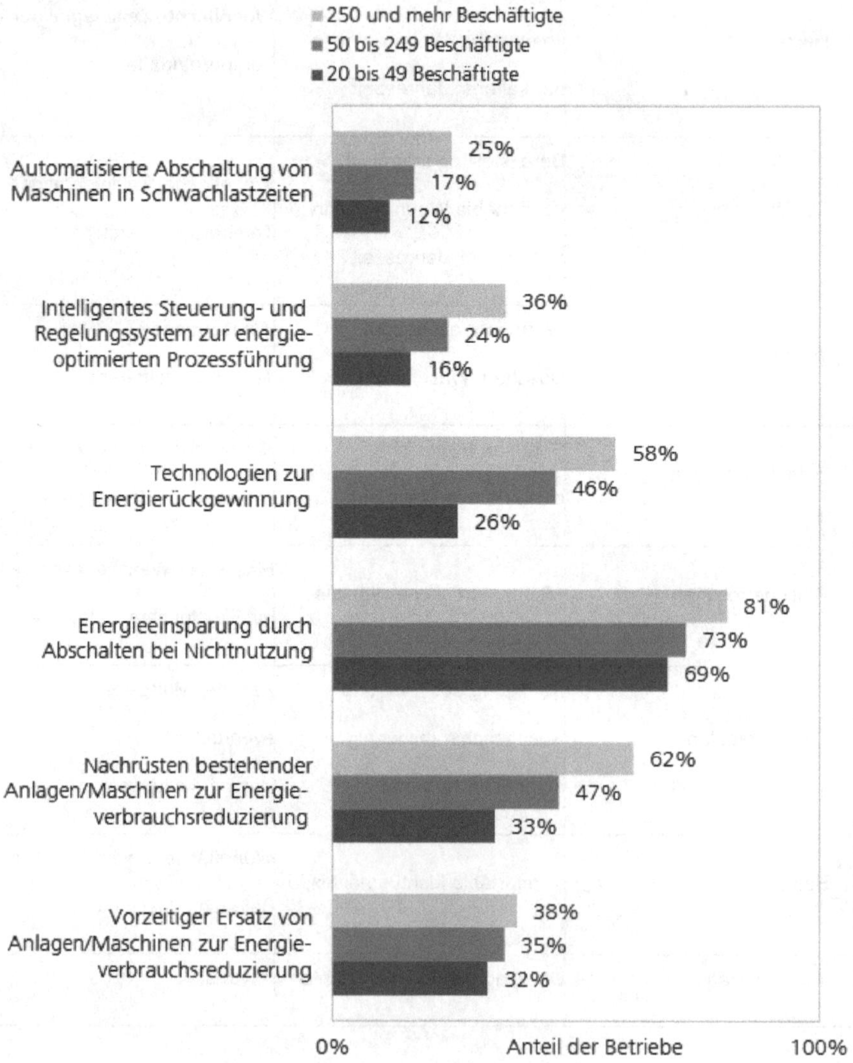

Abbildung 3: Nutzung von Energieeffizienzlösungen nach Betriebsgröße (Mattes, 2017)

2.2 Technik in der Pflege

Heutzutage findet man auf dem Markt viele technische Hilfsmittel und Anwendungen, die hervorragend geeignet wären, die Arbeit von Heimhilfen und die aktuelle Situation von Pflegebedürftigen positiv zu beeinflussen. Durch eine mechanische sowie elektrische Unterstützung kann physische Entlastung verbessert werden. Pflegekräfte können besonders in ihren pflegerischen Tätigkeiten, wie beispielsweise mobiles Aufstehen davon profitieren. Es verringert durch den geringeren Krafteinsatz die Belastung auf den Rücken (Landau et al., 2014).

Schon seit 1960 waren zur Überwachung, Wartung und zur Anwendung medizintechnische Geräte in der Pflege mit eingebunden. Heutzutage ist es eine Selbstverständlichkeit im pflegerischen Alltag. Besonders neue Technologien unterstützen die pflegepraktische Arbeit und dokumentieren das Leistungsgeschehen (Daxberger, 2018). Die Umstellung der Dokumentation in dem Bereich Pflege und Betreuung von Papierform in elektronische Form war ein wichtiger Meilenstein, um die Qualität der Betreuung zu verbessern. In Abbildung 4 ist der Kreislauf der lückenhaften Pflegedokumentation durch Zeitmangel ersichtlich.

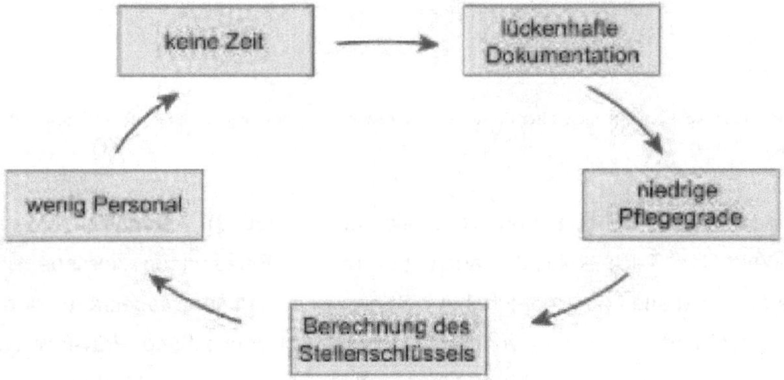

Abbildung 4: Kreislauf der lückenhaften Pflegedokumentation durch Zeitmangel (Rosen, 2019)

Den Pflegekräften wird der Zeitdruck bei den Kunden beziehungsweise Bewohnern genommen und Sie können sich so mehr um die Bedürfnisse und Wünsche kümmern als um zeitaufwendige Dokumentationen. Positive Auswirkungen unter Einsatz einer aussagekräftigen Pflegedokumentation ist in Abbildung 5 einzusehen. Außerdem sehen die Einsatzkräfte am Arbeitshandy verschiedene Interventionen, die bei den Kunden zu erledigen sind. Die verschiedenen Farben rot und grün kennzeichnen erledigte und unerledigte Aufgaben am Smartphone auf einen Blick (Rosen, 2019).

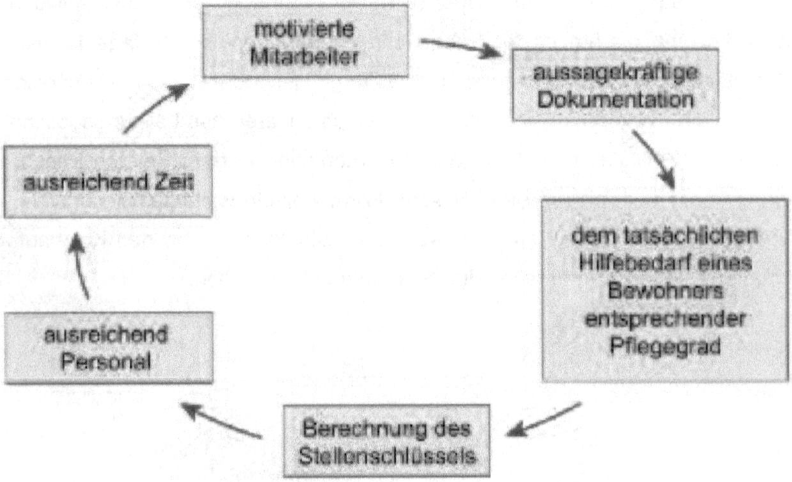

Abbildung 5: Positive Auswirkungen unter Einsatz einer aussagekräftigen Pflegedokumentation (Rosen, 2019)

Auch die Untersuchungen von Sowinski et al. (2013) verdeutlichen, dass nutzerorientierter Technikeinsatz auch psychische Belastungen verringern. In unsicheren Situationen oder bei erhöhtem Stressempfinden der Pflegekräfte vor dem Patienten hilft meist der Einsatz von Technologien zur Überwachung, Prävention und Unterstützung. Insbesondere beim Überwachen von wichtigen Vitalparametern. Außerdem kann bei orientierungsschwachen Bewohnern das Sicherheitsgefühl durch vorhandene pflegeunterstützende Technik gesteigert werden.

Pflegebedürftig sind Menschen, die in ihrer Selbstständigkeit beeinträchtigt sind und die andere Personen benötigen. Die Patienten weisen eine körperliche, kognitive oder psychische Beeinträchtigung auf, deshalb können bestimmte Anforderungen nicht selbstständig bewältigt werden (Menche, 2019). Der Prozess zur Implementierung der neuen Technik für Pflegetätigkeiten sollte so gestaltet werden, dass der Arbeitsprozess der pflegerischen Arbeit einerseits die Interaktion zwischen Pflegekraft und Technik, andererseits auch zwischen Pflegekraft und Pflegebedürftigen sowie Angehörigen verbessert (Fuchs-Frohnhofen et al., 2017) Durch die Digitalisierung werden die Pflegekräfte von Routinearbeiten entlastet, um mehr Zeit und Ressourcen für wesentliche Aufgaben zu haben. In Absprache mit Fachplanung und Firmen im Elektronikbereich werden schon in der Konzeption einer Pflegeeinrichtung intelligente technische Instrumente mit eingeplant. Somit kann nicht nur die Versorgung in Pflegeeinrichtungen durch vernetzte, fernsteuerbare Geräte wesentlich verbessert werden, sondern trägt dazu bei, Lebensqualität, Sicherheitsgefühl sowie eine Energieeffizienz zu steigern. Smarte Gebäudesystemtechnik im Pflegebereich sind unauffällig in den Haushalt integriert und können auf Knopfdruck dazu geschalten werden und so den Bedürfnissen eines altersgerechten Wohnens angepasst werden (Altenpflege, 2018).

In der heutigen Zeit ist mit wenigen Ausnahmen jede Person mit einem informationsverarbeitenden Gerät, wie beispielsweise einem Smart Phone, einem Tablet oder einem Handy ausgestattet. Durch eine einfache Steuerung können mittlerweile viele technische Geräte, wie Waschmaschine, Staubsauger, Fernseher, Lampen, Rasenmäher und auch moderne Autos bereits vernetzt werden. In diesem Zusammenhang hat sich die Ambient Assisted Living entwickelt, um hilfsbedürftige Menschen in Pflegesituationen als auch im normalen Gebrauch ein selbstständiges Leben zu ermöglichen. Die AAL – Technologie beinhaltet unter anderem Ortungssysteme, Sturzerkennung, Lichtsteuerung, sowie eine Aktivitäten-Überwachung (Weinberger, 2018).

Nach den Ausführungen von Evans et al. (2018) muss die Nutzung der Technik für die beschäftigten Einsatzkräfte als eine wesentliche Unterstützung der Arbeit wahrgenommen werden. Es bedarf technikunterstützter Lösungen, die zu mehr Zeit für die Pflege und einer besseren Versorgung der Kunden führen sowie ein effektiveres Arbeiten möglich macht. Durch den Einsatz der Technik sollen keine zusätzlichen Probleme, wie Bedienungsaufwand oder Zeitaufwand entstehen.

2.3 Gesundheit und demografische Entwicklung

In diesem Abschnitt wird zunächst auf das Thema „Gesundheit im Alter" eingegangen, danach wird der „demografische Wandel" erläutert. Nach den Ausführungen von Heseker (2008) ist die individuelle Gesundheit in jedem Lebensabschnitt von höchster Bedeutung. Ein Großteil der Bevölkerung erreicht mit verhältnismäßig guter Gesundheit das 70. Lebensjahr. Das Wohlbefinden baut im Laufe der Jahre wohl oder übel ab. Die Grundlage für die einwandfreie Gesundheit im Alter wird schon in jungen Jahren gelegt und baut auf Gesundheitsförderung und ausreichend Bewegung auf. Durch die Bewahrung psychischer und physischer Gesundheit ist es einfacher, am gesellschaftlichen Leben mitzuwirken und ein sinnerfülltes Leben zu führen. In weniger entwickelten Ländern wird von „Alter" erst gesprochen, wenn keine aktive Teilnahme am gesellschaftlichen Leben mehr stattfindet. In den westlichen Wirtschaftsländern spricht man vom „Alter", wenn man nicht mehr arbeitet. Eine Unterscheidung der verschiedenen Altersstufen in Lebensphasen zeigt Menche (2019) nachfolgend in Abbildung 6:

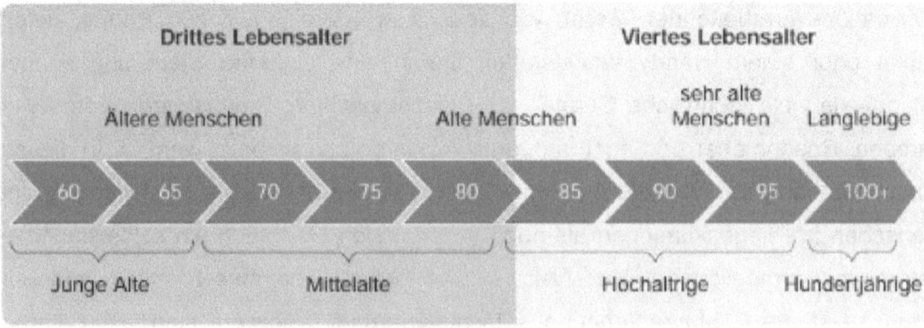

Abbildung 6: Mögliche Einteilungen der Lebensphasen Alter (Menche, 2019)

Die Lebenserwartung österreichischer Staatsbürger erhöht sich laut Statistik Austria (2018) zunehmend wie in Abbildung 7 nachvollziehbar. Auch Prognosen bestätigen demografisch gesehen eine ansteigende Zahl an älteren Personen. Seit Anfang der 90er-Jahre befürchteten schon viele Medien und selbst die eigene Bevölkerung die verschiedenen Schwierigkeiten, die mit der demografischen Strukturverschiebung verbunden sind. Die Allgemeinheit befürchtet zunehmende Gesundheitsausgaben, nicht finanzierbare Pensionsansprüche, sowie einen rasanten Anstieg im Pflegebedarf. In dem Zeitabschnitt der letzten zwei Jahrhunderte stieg der Prozentanteil der über 60-Jährigen von neun Prozent auf 35 Prozent. Maßgeblich für den Alterungsprozess sind überwiegend die Senkung der Fertilität sowie die Veränderung der Mortalität (Kytir, 1995).

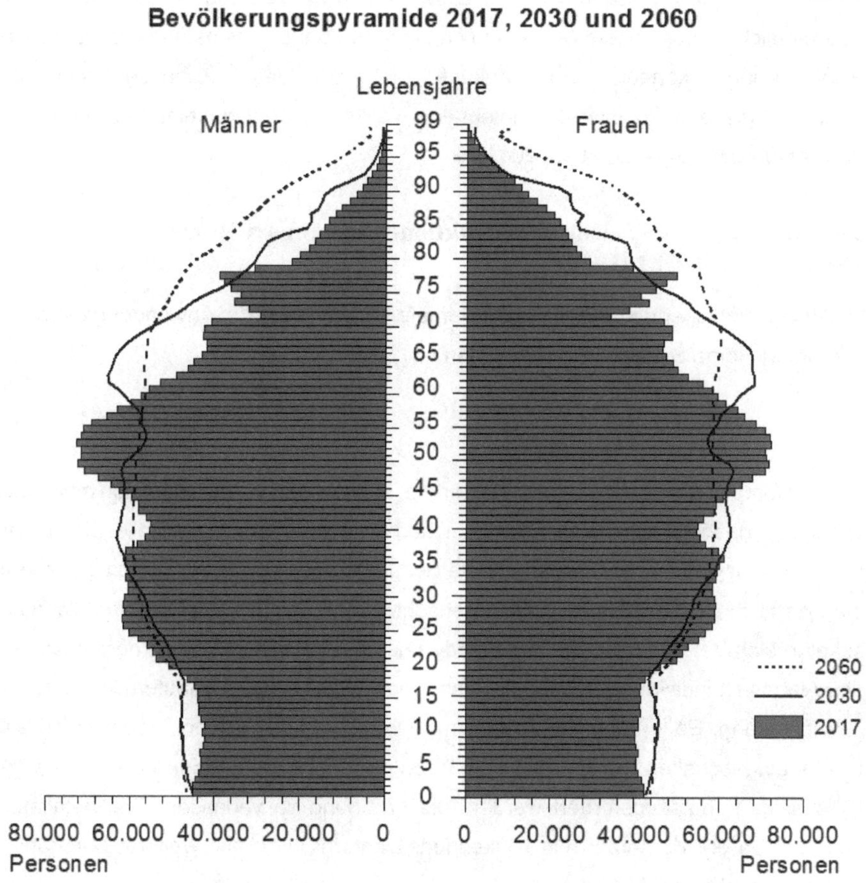

Abbildung 7: Bevölkerungspyramide Österreichs 2017, 2030 und 2060 (StatistikAustria, 2018)

Auch Kromat et al. (2018) zeigt auf, dass die Bevölkerung immer älter wird und die Geburtenraten rückläufig sind. Vor allem durch chronische Krankheiten, altersbedingte Funktionsdefizite und kognitive Fähigkeiten sind ältere Menschen eingeschränkt. Dadurch können sehr viele Personen alltägliche Aktivitäten, wie beispielsweise den Haushalt nicht mehr selbstständig ausführen. Die Nachfrage an medizinische Dienstleistungen steigt aufgrund der vielfältigen Bedürfnisse von älteren Personen. Die Effekte und Auswirkungen auf die Gesundheitskosten werden durch gesundheitliche Defizite älterer Menschen enorm steigen. Smart Home hat das Potenzial eine fixe Größe im Gesundheitswesen zu werden. Die Digitalisierung kann es ermöglichen, dass ältere Menschen im eigenen Zuhause selbständig ohne fremde Hilfe leben können. In Zukunft könnte das Zuhause in das Gesundheitsinformationssystem integriert werden, vorausgesetzt es wird von Bewohnern genutzt (Ding et al., 2011).

2.4 Anwendungsbereiche und Funktionen von Smart Home

In diesem vorliegenden Kapitel wird vertiefend auf spezielle Anwendungsbereiche von Smart Home Systemen eingegangen.

2.4.1 Sicherheit

Smart Home kann in Bezug auf Sicherheit einiges bieten. Im Alter ist man eher vorsichtig, deshalb spielt das Thema Sicherheit eine wesentliche Rolle. Ein Smart Home Alarmsystem erkennt ungebetene Besucher in der Wohnung durch Sensoren, die eigentlich für die Energieeffizienz gedacht waren. Durch Verlassen der Wohnung schaltet sich der Alarmmodus per Handy oder Fingertipp ein. Die Programmierung des Alarms ist individuell, entweder einen stillen Alarm oder eine lautere Variante zur Abschreckung. Es können Einbrecher zur Flucht animiert werden, indem sofort alle Lichter eingeschalten werden, Tor und Türen geöffnet werden oder mittels moderner Sprachsteuerung aufgefordert werden, die Wohnung zu verlassen. Die Installation von sichtbaren Kameras mit blinkenden Lichtern wird als weitere Maßnahme angegeben (Ohland, 2018).

Auch Pätz (2017) erwähnt in seinen Ausführungen, dass Sicherheit ein bedeutender Faktor im Smart Home Bereichen ist, da diese auch mit Gefahren verbunden sind. Ein Hackerangriff könnte Funktionen von der Wohnung oder dem Haus übernehmen und so die Anlage deaktivieren und ein Diebstahl könnte ohne Probleme begangen werden. Außerdem ist es möglich durch einen Cyberangriff an relevante Daten zu kommen. Die IT – Sicherheit setzt auf Verschlüsselung in kleinen Datenpaketen in Kombination mit einer zufälligen Buchstaben und Zahlenfolge.

Smart Home Systeme schützen ein Haus vor Gefahren wie Feuer, Rauch, Wasser und Einbrechern. An gewissen Stellen im Haus werden Sensoren, Rauchmelder und Gasmelder angebracht und auch wenn der Besitzer nicht Zuhause ist, wird er über das Smartphone informiert. Smart Home erinnert daran, ob alle Türen und Fenster wirklich geschlossen sind. Außerdem verwendet die intelligente Steuerung eine Haushüterfunktion, damit ist es möglich bei Abwesenheit die Lichter sowie Radios oder Fernseher eingeschalten. Möglichen Einbrechen wird so vermittelt, dass jemand Zuhause ist. Nachbarn und Familienmitglieder können im Alarmfall informiert werden. Eine weitere Sicherheitsfunktion ist die Wassereintrittsfunktion. Beim Eindringen von Wasser in die Küche, Bad oder Keller meldet das Smartphone den Raumnamen und die dementsprechende Uhrzeit. Auch wenn die Batterie eines Wassermelders zu Ende geht, wird man per Nachricht informiert (Magna Tors, 2014).

2.4.2 Lebensqualität

Die Lebensqualität hat über Generationen immer schon eine wichtige Rolle gespielt. Im Altertum war der Begriff „gutes Leben“ mit Religion und den Göttern verbunden. Erst im Mittelalter, sowie in der Epoche der Aufklärung, bekam man eine Vorstellung vom individuellen Lebensglück. Die Menschen konnten selbst entscheiden, welche Vorstellung sie von einem guten Leben haben (Müller & Gärtner, 2016). Laut einer Definition der Weltgesundheitsorganisation bedeutet Lebensqualität: „... die subjektive Empfindung eines Menschen über seine Position im Leben in Beziehung zur Kultur und der Werteordnungen, in denen er lebt, und in Verbindung auf ihre Ziele, Bestreben, Standards und Absicht“ (WHO, 1993). Lebensqualität ist heutzutage die Basis, praxisbezogener gerontologischer Wissenschaft. Gegenwärtig lässt sich auch keine definitive Ausführung zur Bezeichnung und Messung von Lebensqualität im Alter treffen. In der ersten Linie wird auf die Veränderung des Gesundheitszustandes geachtet. Aussagen über Erhaltung und Förderung von Lebensqualität, Interventionsmöglichkeiten bei Krankheiten und einer soziokulturellen

Affinität sind dem Erkenntnisinteresse der Lebensqualität untergeordnet (Kruse, 2003). Laut der Untersuchung von Glatzer (1992) wurde „quality of life" wortgetreu und vergleichbar mit der heutigen Bedeutung bei den altertümlichen Gelehrten erstmals erwähnt. Das Konzept der Lebensqualität ist seither Maßstab für die Beurteilung gesellschaftlicher Entwicklung. Es stellt einen Wohlfahrtsbegriff dar, der objektive Lebensbedingungen sowie subjektives Wohlbefinden berücksichtigt, wie in der Grafik (s. Abbildung 8) dargestellt wird:

Objektive Lebens-bedingungen	**Subjektive Wahrnehmung**	
	Gut	*Schlecht*
Gut	**Well-Being**	**Dissonanz**
Schlecht	**Adaption**	**Deprivation**

Abbildung 8: Lebensqualitätskonzept (Hennessey & Mangold, 2006)

Mittels dieser Abbildung lassen sich folgende Konstellationen bzw. OECD-Begrifflichkeiten ableiten. „Well-Being" tritt ein, wenn „objektive" Lebensbedingungen sowie "subjektive" Wahrnehmung als gut bewertet werden. Bei schlechter „objektiver" Lebensbedingung und schlechtem „subjektivem" Wohlbefinden spricht man von „Deprivation". Hier wird der Lebensverlauf negativ beurteilt. Von „Dissonanz" spricht man, wenn „objektive" Lebensbedingungen gut, aber das „subjektive" Wohlbefinden schlecht bewertet werden. Dies bedeutet, dass der sozioökonomische Status hoch ist, aber die kognitiven und emotionalen Einflussfaktoren als schlecht bewertet werden. Werden die „objektiven" Lebensbedingungen schlecht, aber das „subjektive" Wohlbefinden gut bewertet, wird dies als „Adaption" gekennzeichnet. Früher lag der Schwerpunkt auf der objektiven Betrachtungsweise, erst im Laufe der Zeit nahm das subjektive Befinden mehr Bedeutung ein (Bellebaum, 2013).

Gesundheit zu halten, zu steigern und zurück zu erlangen, ist das wesentlichste Ziel des weltweiten Gesundheitssystems. Dank der gesundheitstechnischen Entwicklung werden Männer und Frauen über 75 Jahre alt. Gesundheit ist ein Grundrecht in der Menschenrechtscharta. Eine bevorzugte anerkannte Bezeichnung von Gesundheit gibt es nicht (Schwartz et al., 2012). Nach den Ausführungen von Renneberg & Hammelstein (2006) muss Gesundheit ständig geschaffen, wiederhergestellt und beibehalten werden. Die vollkommene Gesundheit ist eine relative Situation, die auch aus subjektiver Perspektive oft nicht erreicht wird. Die subjektive Gesundheit basiert auf der Selbstbeurteilung des Gesundheitszustandes. Andererseits ist die objektive Messung der Gesundheit durch medizinisches Fachpersonal oder medizintechnische Geräte feststellbarer Lebensqualität umfasst viel mehr als die Komponente der Gesundheit. Mangelndes Wohlbefinden reduziert die Lebensqualität in großer Intensität. Die Steigerung der gesundheitsbezogenen Lebensqualität ist ein enorm bedeutender Erfolgsfaktor für Konzepte und Dimensionen zur Optimierung von Gesundheit und Lebensqualität. Zur Messung und Beurteilung der Ergebnisse medizinischer Interventionen werden zunehmend Maße für gesundheitsbezogene Lebensqualität eingesetzt. Gesundheitsbezogene Lebensqualität ist als Konzept so komplex, dass sie bestenfalls für bestimmte Ziele erfasst und analysiert werden kann (Radoschewski, 2000).

Rupprecht (2015) stellte fest, dass sich Defizite im kognitiven Bereich ungünstig auf die Lebensqualität auswirken. Fluide und kristalline Elemente bilden die kognitive Leistungsfähigkeit ab. Das Hauptaugenmerk von fluiden Funktionen richtet sich auf die Geschwindigkeit der Informationsverarbeitung im frühen Erwachsenenalter. Im Unterschied zum fluiden Bereich sind kristalline Funktionen nicht altersorientiert, sondern legen den Fokus auf gesammeltes Wissen im Verlauf des Heranwachsens. Es stellte sich heraus, dass körperliche Betätigung, speziell Ausdauertraining, einen positiven Einfluss auf kognitive Funktionen hat. Die Forschung zeigt jedoch, dass kognitive Trainingsprogramme weniger Verbesserungen bringen im Vergleich zu einem aktiven Lebensstil.

Besonders für die ältere Generation kann Smart Home die Lebensqualität steigern, da genau auf die Wünsche und Bedürfnisse eingegangen wird. Die Systeme helfen im Haushalt und können Unfälle und Schäden vermeiden. Es kann darauf hingewiesen werden, dass die Herdplatte beim Verlassen der Wohnung noch eingeschalten ist oder automatisch das Licht eingeschalten wird beim Betreten eines

Raumes (Wisser, 2018). So lange wie möglich in den eigenen vier Wänden leben zu können und auf Knopfdruck schnell Unterstützung zu bekommen ist für die meisten älteren Menschen enorm wichtig. Wenn es nicht mehr möglich ist etwas selbst zu erledigen und bedienen zu können, dann soll die intelligente Steuerung durch eine Abschaltautomatik und Erinnerungsservice helfen. Besonders die Küche und das Wohnzimmer sind die wichtigsten Räume für die ältere Generation (Münnich, 2018). Muntschick & Rauch (2015) zeigt in Abbildung 9 einen Überblick welcher Teil der Wohnfläche für die Generation 55plus im Alltag am meisten Lebensqualität bedeutet.

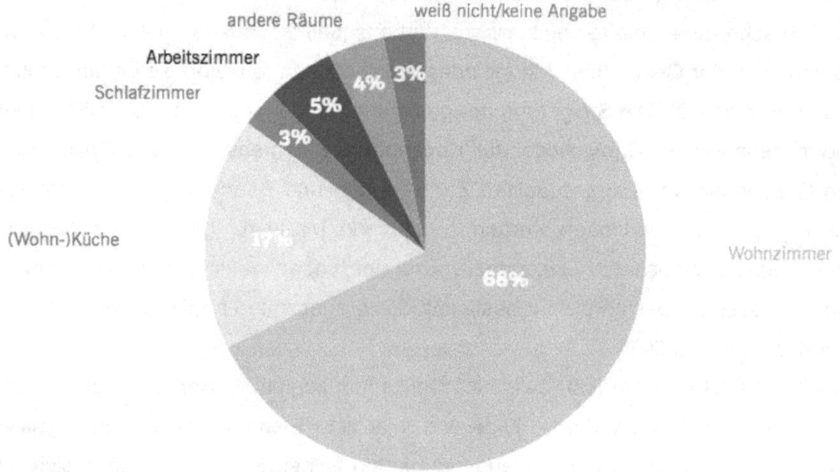

Abbildung 9: Welcher Raum für die Generation 55plus im Alltag am meisten Lebensqualität bedeutet (Muntschick & Rauch, 2015)

2.4.3 Klimatisierung

Die Klimatisierung von Wohnungen oder Gebäuden trägt wesentlich zum Energieverbrauch dazu bei. Zu der Thematik Klimatisierung, die zwei Drittel des Endenergieverbrauchs benötigen, gehören Heizung, Kühlung, Befeuchtung und Entfeuchtung der Luft. Konventionelle Temperaturregler erhöhen durch Ungenauigkeiten die Soll-Temperatur. Alleine durch 1°C Temperatur Reduzierung ist es möglich 8 Prozent Kosten beim Heizen zu sparen (Wisser, 2018).

Wie in Abbildung 10 ersichtlich, ist es über Smartphone Steuerung möglich optimalen Temperaturen in jeder Räumlichkeit zu gewährleisten. Somit kann dank intelligenter Überwachung der Schlafkomfort gesteigert werden. Außerdem misst das System, wie lange es dauert, bis die gewünschten Räume ihre Zieltemperatur erreicht haben und merkt es sich (SmartHomeNord, 2019). In den Untersuchungen von Strese et al. (2010) zeigt sich, dass 77 Prozent für Heizenergie benötigt werden, 9 Prozent für Haushaltsgeräte und nur 2 Prozent für die Beleuchtung. Kunden sollen mit der Technologie Einfluss auf den Verbrauch nehmen können und Transparenz gewinnen.

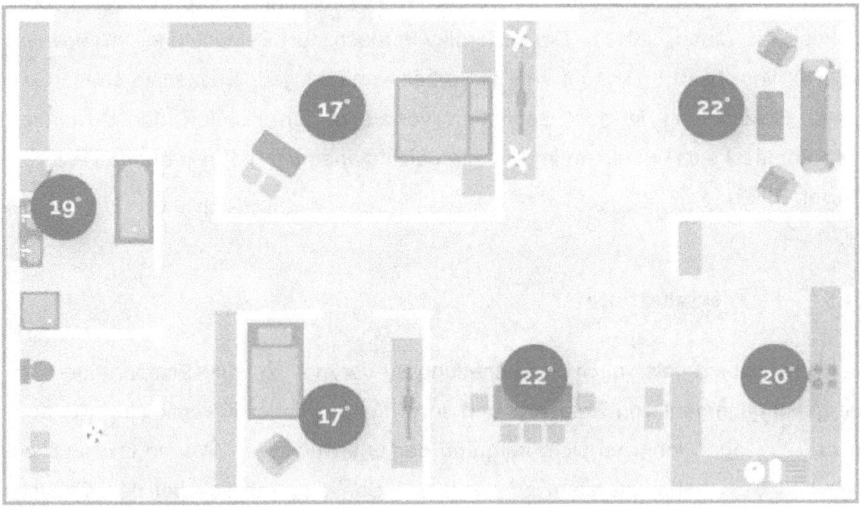

Abbildung 10:Wohlfühltemperatur in jedem Raum (SmartHomeNord, 2019)

Durch Sensoren findet eine ständige Kontrolle der Raumtemperatur statt. Im Falle einer Abweichung der eingestellten Temperatur wird ein Befehl an die Heizungsventile gesendet und nachgeregelt. Bei Verlassen der Wohnung wird automatisch die Temperatur abgesenkt und bei längerem Fernbleiben wird der Nachtmodus aktiviert (Müller-Mielitz, 2016).

2.4.4 Beleuchtung

Mit Smart Home Beleuchtung ist das Paradebeispiel wie man mit einfacher LED Beleuchtung sparen kann. Die Steuerung erfolgt via Smart Phone-App oder wie Sprachbefehl. Beim Betreten der Wohnung beziehungsweise des Raumes wird mittels Bewegungssensoren automatisch das Licht eingeschalten und genauso erkennt der Sensor, wenn die letzte Person den Raum wieder verlässt (Geiger, 2017). Als Grundstein der Lichtsteuerung neben der Außenhelligkeit ist eine Wetterstation, die mit einer Vielzahl an Sensoren ausgestattet ist. Die sogenannten Präsenzmelder können deaktiviert werden, da in manchen Funktionsräumen wie Flur oder Abstellbereiche nicht notwendig sind. Für ein besonderes Ambiente sorgt die Funktion des Dimmens, mit vordefinierte Einstellungen wie Heimkino oder Abendessen (Jung, 2017). Der Energieverbrauch für Beleuchtung im privaten Haushalt liegt bei 1,6 Prozent und ist verhältnismäßig gering. Deshalb steigert die smarte Beleuchtung in den Gebäuden vorrangig den Komfort der Bewohner. Trotzdem lässt sich mit einem intelligenten Lichtmanagement Einsparungen erzielen (Wisser, 2018).

2.4.5 Verschattung

Die Beleuchtung als auch Verschattungssteuerung ist für Einsparungen im Energiemanagement von Relevanz und sorgt für Bewohner für optimalen Komfort. An heißen Tagen lohnt es sich, aufgrund der unerwünschten Wärme im Haus ein optimales Verschattungssystem zu besitzen. Somit es möglich bei der Kühlung-Regelung Kosten zu sparen. Ausschließlich bei sonnigen, aber kühlen Tagen ist die Wärmezufuhr über die Fenster von Vorteil (Wisser, 2018).

2.5 Einsparungspotenzial von Smart Home Systemen

In den Ausführungen von Diermann (2019) zeigt sich, dass das größte Einsparpotential in der Steuerung der Heizung liegt. In einer deutschen Studie im Ruhrgebiet mit mehr als vierzig Haushalten ergab eine Ersparnis der Heizenergie von ein Zehntel bis zu einem Viertel durch „smarte" Unterstützung. Besonders durch eine zeitgesteuerte Temperaturregelung und automatisches Drosseln beim Fensteröffnen kann man in Räumen ohne Komfortverlust viel sparen. Mit Smart Home steigert man das Sicherheitsgefühl und den Komfort und reduziert gleichzeitig jede Menge an lästigen Handgriffen. Die automatisierten Geräte schalten die Heizung und Beleuchtung ab, wenn das Zuhause unbewohnt ist, schließen Fenster und Türen und aktivieren nach Verriegelung die Alarmanlage. Smart-Home-Produkte bringen nicht nur einen Nutzen der Steuerungstechnik und Energieersparnis, sondern rechnen sich laut Wissenschaftlern schon innerhalb eines kurzen Zeitraums. Außerdem spart man mit der Smart Home Technologie die Kosten für eine aufwendige energetische Sanierung, deshalb ist es besonders für Mieter von Wohnungen oder Häusern sehr interessant da keine baulichen Veränderungen notwendig sind. Viele Anbieter fokussieren sich derzeit auf intelligente Smart Home Konzepte und versuchen mit programmieren Funktionen andere Anbieter zu überbieten. Um den Heizbedarf zu senken sind einfache Thermostate mit einer Zeitschaltuhr völlig ausreichend. Auch Haushaltsgeräte wie Waschmaschinen oder Wäschetrockner können mittels herstellerübergreifenden Standards wie ZigBee oder HomeMatic integriert werden. Auch Photovoltaikanlagen können über eine Plattform bei Bedarf vernetzt werden um weitere Energie zu sparen.

Der tatsächliche Bedarf kann mit Smart Home Systemen im Bereich Heizung, Licht, Lüftung und Klimatisierung automatisiert angepasst werden. Das erhöht die Effizienz und unterstützt beim Sparen von Energie. Außerdem lässt sich bei jedem Gerät der Energieverbrauch anzeigen, somit ist es möglich Energiefresser aufzuzeigen (Energiesparverband, 2018).

Die Nutzung von smarter Energie weltweit, beschrieben von Strobl (2017) zeigt, dass Einsparungen von 230 Milliarden Euro möglich sind. Durch die exakte Steuerung und das voranschreiten der Digitalisierung ermöglicht es eine Reduzierung von 185 Gigawatt in der Industrie, Mobilität und Smart Home Bereich. Bedenklich ist allerdings das Risiko von Cyberangriffen, die in den letzten Jahren stark zugenommen haben.

Die Untersuchungen von Lohdal & Schöppl (2018) zeigen, dass der Energieverbrauch in den österreichischen Häusern in etwa 10 Prozent Kohlendioxid Ausstoß verursacht. Mittels kabellose Smart Home-Lösung können viele Familien per Smartphone Infotainment-Geräte und Haushaltssysteme steuern und leistet damit einen wesentlichen Beitrag zum Klima- und Umweltschutz. Nach Bedarf wird die Kaffeemaschine eingeschalten, der Radio und Fernseher in Betrieb genommen und beispielsweise auch die Jalousien hochgezogen. Smart Home steigert die Energieeffizienz im Gebäude, ohne dass die Bewohner auf ihren gewohnten Komfort verzichten müssen. Beim Abschließen der Türe kann man auf Knopfdruck oder Tapp auf das Smartphone alle smarten Systeme ausschalten und alle verbundenen Geräte starten den Stand-by-Modus. Die Stand-by-Abschaltung ergab nach Berechnung einer Energie-Agentur auf ein Jahr gerechnet in einem Vier-Personen-Haushalt eine Ersparnis von 115 Euro. Besonders interessant ist, dass Smart Home-Systeme die Schwankungen der Außentemperaturen auf die Innentemperaturen berechnen können und so für angenehmes Hausklima sorgen können.

Auch Kersken et al. (2018) stellt bei 5 unterschiedlichen Studien mit Smart Home Systemen Einsparpotenziale zwischen 8 und 19 Prozent Endenergie für Heizung und Trinkwarmwasser 0,3 und 2,6 €/(m^2a) fest. Durch eine intelligente Regelung der Heizung wird alleine durch die Abwesenheit der Bewohner der Verbrauch vermindert.

Es ist erwähnenswert, dass nach einer abgeschlossenen Studie Faktoren wie Sicherheit und Komfort und an dritter Stelle die Energieeffizienz von Relevanz ist. In ländlichen Gebieten ist ein stärkerer Wunsch an sicherheitsrelevanten Themen festzustellen (Jakobi et al., 2016).

2.6 Entwicklungen und Gefahren am Smart Home Markt

In den Untersuchungen von Bardmann (2019) zeigt sich, dass im Jahr 2007 73 Prozent der Haushalte mit Computer für private Zwecke ausgestattet waren. Ein Jahrzehnt später sind 88 Prozent der Privathaushalte mit Computer, Smartphone und Internetzugang ausgestattet. Laut einer Studie des Verbandes der Internetwirschaft Eco und einem Beratungsunternehmen Arthur D. Little sollen im Jahr 2022 wie in Abbildung 11 ersichtlich rund 4,3 Milliarden Euro mit Smart Home Produkten umgesetzt werden. Dies entspricht einer Verdreifachung des Marktvolumens im Vergleich vor fünf Jahren (Weiler, 2017).

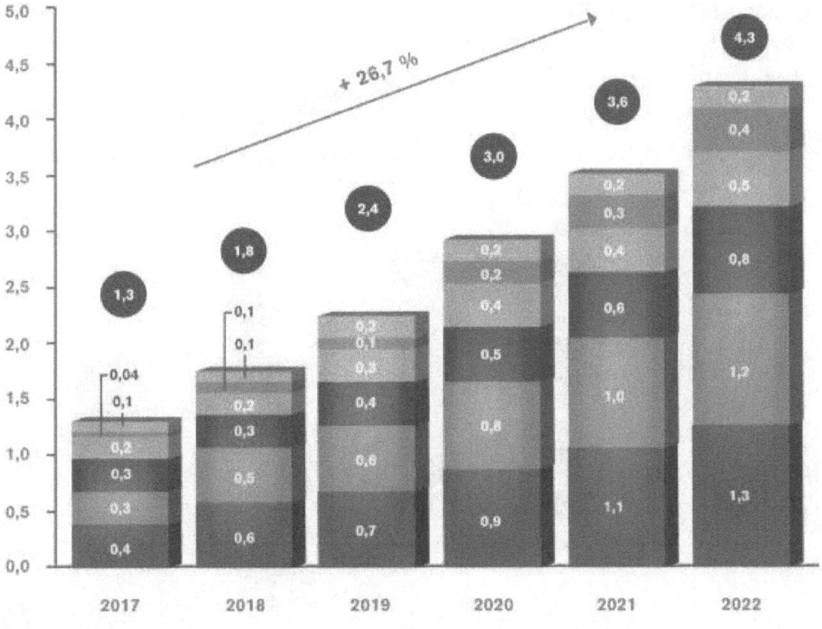

Abbildung 11:Umsatz- und Wachstum des deutschen Smart Home-Marktes 2017 bis 2022 in Milliarden Euro (Weiler, 2017)

Die beiden Studiendurchführer Eco und Arthur D. Little haben den Smart Home Markt untergliedert in Geräte im Haushalt, betreutes Wohnen und Gesundheit, Sicherheit, Unterhaltung, Zugangskontrolle, Energiemanagement sowie Licht- und

Fernsteuerung. Speziell im Gesundheitsbereich erwarten Forscher den größten Zuwachs mit über 60 Prozent. Der größte prognostizierte Umsatz im Jahr 2022 wird laut Marktforscher die Segmente Energiemanagement mit 1,3 Milliarden sowie Licht- und Fernsteuerung mit 1,2 Milliarden Euro entfallen. Der Sicherheitsbereich und die Zugangskontrollen werden noch 0,8 Millionen zugeschrieben (Weiler, 2017).

In Österreich beträgt der Umsatz im Smart Home Markt 2019 etwa 310 Millionen Euro. Prognosen zeigen, dass im Jahr 2023 das Marktvolumen auf 615 Millionen Euro steigen wird, dies entspricht einen jährlichen Wachstum von 18,7 Prozent. Im weltweiten Ländervergleich liegt Amerika mit 24 214 Millionen Euro Umsatz im Jahr 2019 vorne (StatistikAustria, 2018). Mohr (2017) zeigt in seinen Ausführungen, dass es auch bedenken der Smart Home-Technologien mit sich bringt. Besonders die Datenspeicherung und Hackerangriffe stimmten über 46 Prozent als größte Gefahr (s. Abbildung 12).

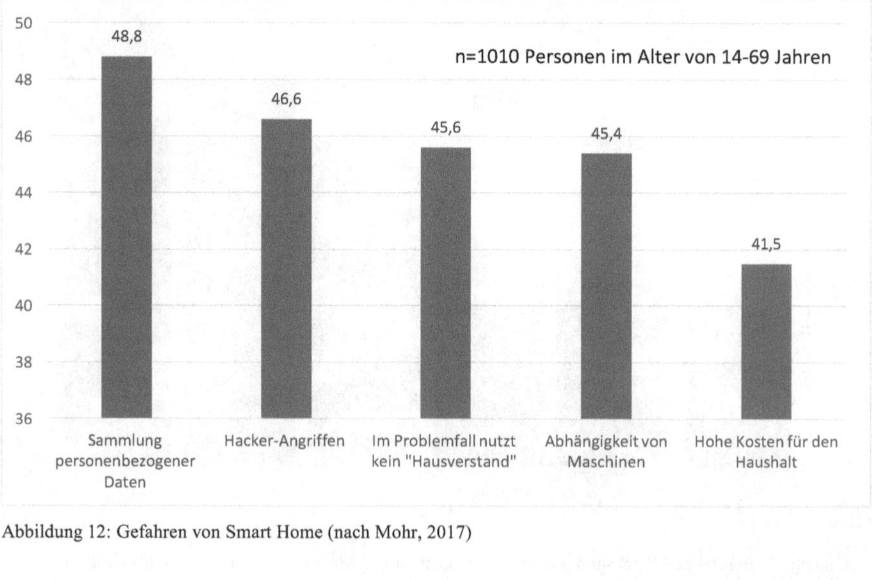

Abbildung 12: Gefahren von Smart Home (nach Mohr, 2017)

2.7 Aktuelle Studien zur Energieeffizienz von Smart Home Technologien

In diesem vorliegenden Abschnitt werden aktuelle Studien von Smart Home Systemen eingegangen.

2.7.1 Forschungsstudie Smart Home Rösrath 2018

An der Forschungsstudie im April 2018 im deutschen Röserath haben über 120 Haushalte daran teilgenommen. Um die Ergebnisse gut vergleichen zu können wurde darauf geachtet die Vergleichbarkeit der Ergebnisse zu gewährleisten. Die Rahmenbedingungen der Studie waren unter anderem eine Erdgasheizung mit Erdgas als Brennstoff, eine Zentralheizung und ein Wärmeverteilungssystem mit Radiatoren mit Heizkörperthermostatventile. Außerdem wurden zusätzlich ein eigener Erdgaszähler zur Feststellung des Verbrauchs und einen eigenen Zähler für die monatliche Ermittlung der Verbrauchsdaten installiert. Den Bewohnern ist nahegelegt worden, keine Änderungen der Gewohnheiten im Vergleich der Jahre davor vorzunehmen.

Die Auswertung des Verbrauchs der Energie wie in Abbildung 13 einzusehen hat gezeigt, dass die maximalen Einsparungen im Vergleich zu den Jahren davor bei ohne Smart Home-System rund 30 Prozent liegen.

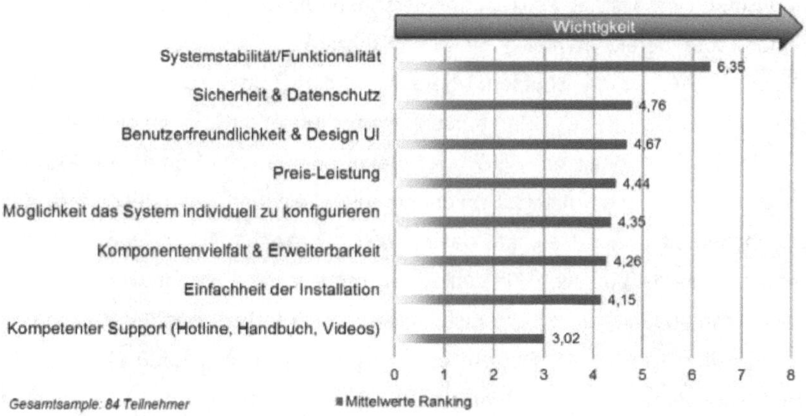

Abbildung 13: Entscheidungskriterien für ein Smart Home-System (Virtuelles Institut Smart Energy, 2018)

14 Prozent der 120 teilgenommenen Haushalte erzielten Einsparungen bis 30 Prozent beim Gebrauch für Heizung und Warmwasser. Gelungen ist dieses Ergebnis nur, da sich die Bewohner beziehungsweise Nutzer intensiv mit der Smart Home Steuerung beschäftigen. Rund 57 Prozent im ausgewählten Zeitraum verbrauchten weniger Energie. Bei 43 Prozent stieg hingegen der Energiebedarf. Die größte Ersparnis mit 12 Prozent hatten Haushalte, die sich intensiv mit der Smart Home Steuerung beschäftigt und vieles selbst installiert haben. Die 43 Prozent der TeilnehmerInnen, die mehr Energieverbrauch hatten, erhöhte sich die Dauer der Anwesenheit. Es stellte sich heraus, dass besonders die Einfachheit der Bedienung ein wesentlicher Faktor ist, da sonst nur technikaffine Personen davon profitieren. In regelmäßigen Abständen gab es Interviews mit den Beteiligten, um wichtige Einblicke in das Nutzerverhalten zu bekommen. Als wichtigstes Kriterium für die Akzeptanz gegen über Smart Home – Systeme hat sich die Funktionalität und Systemstabilität herausgestellt. Thema Sicherheit und Datenschutz sind laut dieser Studie am zweitwichtigsten danach folgen Benutzerfreundlichkeit sowie Preis-Leistung (Virtuelles Institut Smart Energy, 2018).

2.7.2 Coqon Smart-Home-Studie 2018

An der Studie mit 2047 TeilnehmerInnen von dem Unternehmen Coqon die im Mai 2018 stattgefunden hat, zeigte sich, dass mehr als jeder Zweite in Deutschland affin in Sachen Smart Home ist. 55 Prozent der Personen, die daran teilgenommen haben planen oder haben bereits in intelligente Technikgeräte und Anwendungen investiert. 2,2 Millionen Menschen nutzen bereits Smart-Home-Produkte laut der repräsentativen Umfrage des Marktforschungsinstituts YouGov, im Auftrag von COQON. 21 Prozent besitzen SHS wie Alexa oder Google Home. 44 Prozent schalten den Lichtschalter mittels Spracherkennung ein und aus. Besonders das Thema Sicherheit zeit sich, dass 83 Prozent sich verpflichtende Datenschutzstandards bei allen Herstellern wünschen. 62 Prozent würden lieber einen Fachmann beauftragen mit der Installation von SHS. Bezüglich der Kosten und den Kaufverhalten würden 47 Prozent der befragten 500 und 1.500 Euro für ihr Smart Home Systeme ausgeben. Eine abschließende Erkenntnis der untersuchten Studie wie in Abbildung 14 zeigt, dass die Energieersparnis mit 59 Prozent ganz oben steht. Dahinter ist für 53 Prozent der Sicherheitsgedanke an zweiter Stelle, gefolgt von Heizung mit 48 Prozent. Licht und ein digitales Türschloss folgen auf den weiteren Plätzen (Pauwels, 2018).

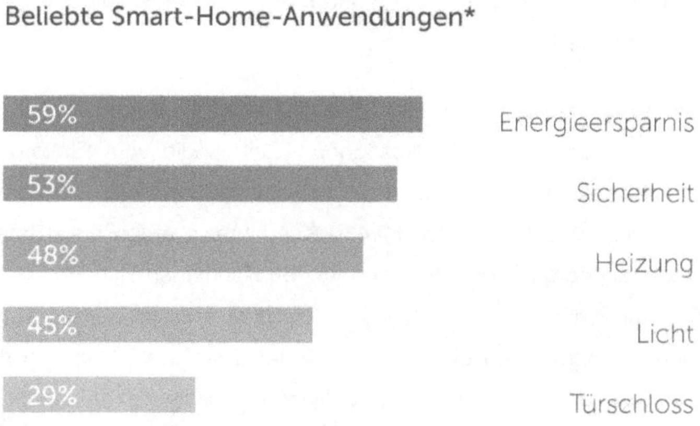

Abbildung 14: Beliebte Smart Home Anwendungen (Pauwels, 2018)

2.8 Pflege und Betreuung in der Volkshilfe Wien

In diesem Teil der Masterarbeit wird die Pflege und Betreuung in der Volkshilfe Wien im Jahr 2019 näher vorgestellt.

Im Auftrag der Stadt Wien übernimmt der Fond Soziales Wien die Verantwortung von 17 Mobilen Pflege- und Betreuungsorganisationen. Unabhängig vom Einkommen erhalten in der Millionenstadt Wien, mit 1,87 Millionen Einwohner, mittlerweile 126.600 FSW-KundInnen eine Förderung. 59.430 KundInnen werden dem Bereich Pflege und Betreuung zugeordnet, die restlichen 45.760 Kundinnen sind Pflegegeld-BezieherInnen. Im Jahr 2017, wie in Abbildung 15 sichtbar, fand im Bereich Pflege und Betreuung eine Förderung von über 1060 Millionen Euro statt. Von den rund 60.000 Personen sind davon 36.000 mobil, die restlichen Menschen sind in einer der 91 stationären Einrichtungen untergebracht. Die Beiträge der KundInnen der mobilen Pflege und Betreuung sind abhängig vom Verdienst, der monatlichen Miete, der Pflegegeldstufe und der in Anspruch genommenen Leistung. Im Jahr 2018 waren in Wien etwa 17 Prozent über 65 Jahre alt. In 30 Jahren wird dieser Anteil der Wiener Bevölkerung voraussichtlich bereits bei 22 Prozent liegen, wobei vor allem der Anteil der Über-80-Jährigen überdurchschnittlich steigen wird (Fonds Soziales Wien, 2018).

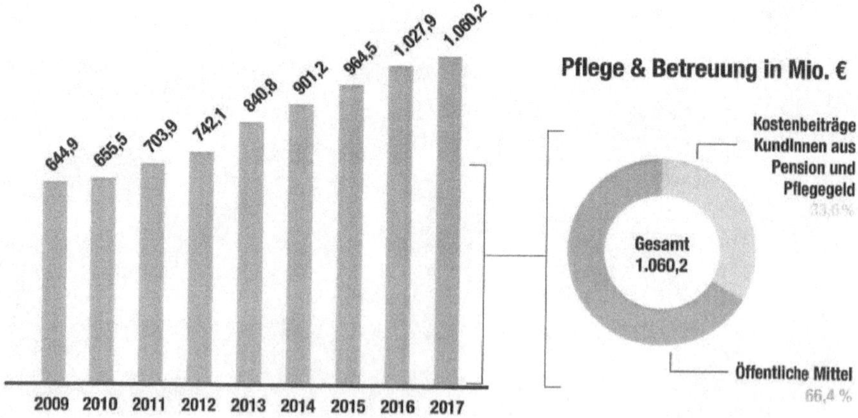

Abbildung 15:Leistungsförderung und Finanzierung Pflege und Betreuung (Fonds Soziales Wien, 2018)

Für ältere Personen mit Einschränkungen in Ihrer Gesundheit bietet die Volkshilfe Wien verschiedene Leistungen wie beispielsweise Besuchsdienst, Heimhilfe oder Hauskrankenpflege, die den gewohnten Ablauf in der eigenen Wohnung unterstützen sollen. Die Volkshilfe Wien mit 2 Standorten in Wien hat derzeit 750 MitarbeiterInnen, die im Pflegedienst der Volkshilfe ihre tägliche Arbeit leisten. Der weibliche Anteil des Pflegepersonals liegt bei mehr als 80 Prozent. Der Innendienst, der in etwa 50 Personen umfasst regelt die MitarbeiterInnen, die im Umfeld Wien im Außendienst tätig sind. Verschieden Berufsgruppen von Fachaufsichten, diplomierten Pflegehelfern und Pflegeassistentinnen sind Hauptsächlich für die notwendige medizinische Betreuung verantwortlich. Für die Körperpflege, Haushalt sowie den benötigten Einkauf sind HeimhelferInnen sowie Besuchsdienst Damen vorrangig zuständig. Ein Großteil des Pflegepersonals ist mit 30 Wochenstunden angemeldet. Die Kunden bekommt die Volkshilfe Wien vom Fördergeber Fond Soziales Wien, der Personen aus jeder Einkommensschicht aus allen Bezirken Wiens an die Organisationen weitergibt. Je nach Pflegestufe bekommen die Kunden bei einem Hausbesuch der Case Manager die bewilligten Betreuungsstunden. Das höchste Betreuungsausmaß reicht bis zu dreimal täglich Heimhilfe und Pflegeassistenz, wobei die jeweilige Pflegestufe dementsprechend hoch sein muss. Somit machen die Pflegekräfte es möglich, die Kunden so lange wie möglich in Ihren eigenen vier Wänden zu betreuen. Der nächste Schritt ist ein Wechsel ins Pflegeheim oder in die 24 Stunden Betreuung. Die Betreuung für psychisch- oder demenzerkrankte Menschen übernimmt die sozialpsychiatrische Abteilung, die eine besondere Aufmerksamkeit und Herausforderung darstellt. Für jede Berufsgruppe gibt es eine unterschiedliche Fortbildungspflicht, die erfüllt werden muss, bevor die Pflegekraft Ihre Zulassung verliert. Beispielsweise muss eine Heimhilfe 16 Fortbildungsstunden in 2 Jahren nachweisen können. Außerdem ermöglichen wir es bestimmten Heimhilfen eine zweijährige Ausbildung zur Pflegeassistenz zu machen auf Kosten der Volkshilfe Wien. Anfang 2019 wurden die Bereiche Pflege und Betreuung in Wien erweitert. Die Mehrstündige Alltagsbetreuung gibt den Kunden die Möglichkeit bis zu 10 Stunden täglich am Stück betreut zu werden. Zur Entlastung der Angehörigen ist es durchaus sinnvoll, bevor es in eine dauerhafte 24 Stunden Betreuung übergeht. Die professionelle Pflegeleistung der Volkshilfe Wien finden auch am Wochenende und Feiertag statt, um die persönlichen Bedürfnisse und das Wohlbefinden der Menschen zu steigern (Volkshilfe Wien, 2019).

2.9 Active Assisted Living

Das 2008 von der Europäischen Union ins Leben gerufene gemeinsame Programm Ambient Assisted Living zielt darauf ab, durch die Finanzierung von Projekten der Informations- und Kommunikationstechnologie bessere Lebensbedingungen für ältere Menschen zu schaffen. Diese Überprüfung zielte darauf ab, die Erkenntnisse aus dem Gemeinschaftsprogramm Ambient Assisted Living zu ermitteln, indem die Zielgruppen bestimmt wurden, verwendete technologische Interventionen und Auswirkungen auf die Ergebnisse von Gesundheit und Wohlbefinden. Die Europäische Union hat vorausgesagt, dass mehr als 20 Prozent der Europäer 65 Jahre oder älter bis 2025 und die Zunahme der alternden Bevölkerung wird erwartet, dass weitreichende Folgen in allen europäischen Mitgliedsstaaten haben. Förderung eines gesunden Alterns wurde von der EU als zentrales Ziel festgelegt. Während gesundes Altern nach wie vor unzureichend definiert ist, wurde es als Mittel betrachtet, um die Möglichkeiten für körperliche, soziale und psychische Gesundheit zu optimieren und es dem Einzelnen zu ermöglichen, ohne Diskriminierung aktiv an der Gesellschaft teilzunehmen und Unabhängigkeit und Lebensqualität zu genießen. Zur Förderung eines gesunden Alterns gehört auch ein ganzheitlicher Ansatz, der die vielfältigen Aspekte des Lebens berücksichtigt (Schneider et al., 2018).

Die zunehmende Lebenserwartung, der demografische Wandel und einem Rückgang der Geburtenrate hat unsere Gesellschaft verändert. Die Europäische Union hat mit der Lissabonstrategie einen ersten Grundstein gelegt „Aktives Altern" zu ermöglichen, aktiv in der Gesellschaft teilzunehmen sowie bei guter Gesundheit und in angemessenen Wohnbedingungen im eigenen Zuhause alt zu werden. Europäische Programme, wie Active Assisted Living, oder auch nationale Programme, intelligente Technologien für ältere Menschen, fördern Forschung und Entwicklung von innovativen Konzepten, Produkten und Dienstleistungen, um altersgerechte Assistenzsysteme für mehr Lebensqualität im Alter bereitzustellen (Neureiter, 2018). Auch Bertel et al. (2018) zeigen in ihrer Arbeit ebenfalls auf, dass Active Assisted Living eine Verbesserung der Lebensqualität für ältere Personen bedeutet, vor allem durch die verbesserten Informations- und Kommunikationstechnologien. Außerdem wird durch die alternde Gesellschaft eine

Reihe von neuen Herausforderungen entstehen, die sich durch die Entwicklung von neuartigen Produkten und Dienstleistungen besser bewältigen lassen.

Die damalige Bezeichnung „Ambient Assisted Living“ wurde von Active Assisted Living abgelöst und beinhaltet Methoden, elektronische Systeme, Produkte und Dienstleistungen um den Alltag für ältere Personen selbstständig zu gestalten. Am besten lässt sich die Bezeichnung AAL mit „Alltagstaugliche Assistenzlösungen für ein selbstbestimmtes Leben“ übersetzen. Die Technologie passt sich den Bedürfnissen der Person an und nicht umgekehrt (Linskell, 2019). Nach den Ausführungen von Murabet et al. (2017) gibt es für AAL keine universelle Definition. Es repräsentiert eine neue Generation von Senior-Care-Technologie und unterstützt Einzelpersonen im alltäglichen Lebensstil sowie für soziale Aktivitäten. Das AAL-Konzept wurde definiert als Produkt- und Dienstleistungsziel intelligente Umgebungen mit dem Ziel von Verlängerung der Unabhängigkeit und auf die Bedürfnisse verschiedener Zielgruppen von Stakeholder, die unterschiedliche Anforderungen haben. AAL-Technologien können antizipieren und reagieren auf die wechselnden Bedürfnisse älterer Personen. AAL beinhaltet Theorien und Technologien konzentriert sich auf die Wahrnehmung der Umgebung, auf die Steuerung von Geräten Konzepte und Methoden zur Integration von Gesundheitsdiensten in bestehende Systeme. Der Fortschritt in verschiedenen Bereichen wie Gesundheitserfassung, drahtlose Kommunikation, assistierte Robotik hat wesentlich zur Vision von AAL beigetragen. Es hilft ihnen, ihre Unabhängigkeit auf angenehme Weise zu erhöhen und Sicherstellung ihre täglichen Bedürfnisse. Der Hauptbereich des AAL-Konzepts besteht darin, eine interaktive Umgebung, in der die Benutzer ihre Arbeit fortsetzen können, Alltagsaufgaben und verbessern ihre soziale Interaktion Sicherstellung des Komforts und der Sicherheit, wie in Abbildung 16 dargestellt.

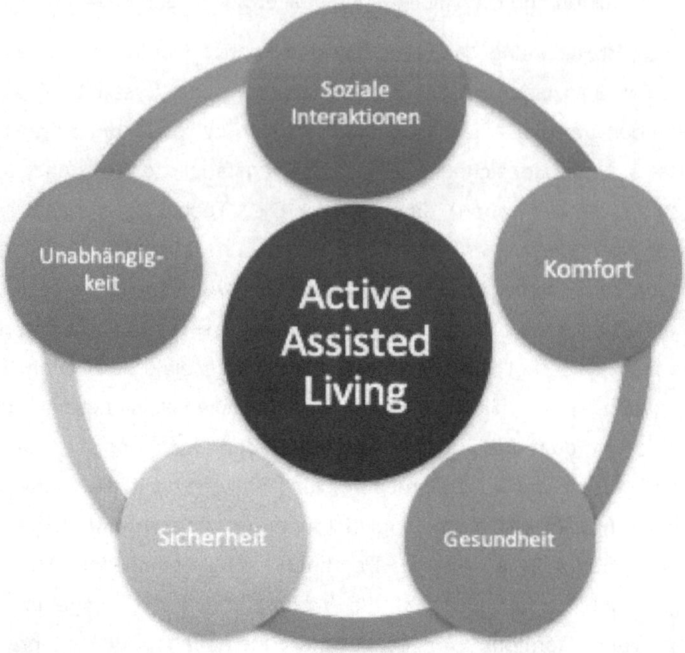

Abbildung 16: Möglichkeiten der AAL-Systeme (nach El & Anouar, 2019)

Ein Großteil an älteren Personen mit Defiziten hat große Besorgnis, bei fortschreitender Pflegebedürftigkeit gegen ihren eigenen Willen in ein Seniorenheim umziehen zu müssen. In einem Heim gibt es Vorschriften, an die man sich halten sollte. Besonders Freiheiten, die man in der eigenen Wohnung gewohnt ist, werden durch Hausordnung und Regeln eingeschränkt. Aufgrund der finanziellen Situation, trotz Förderung durch den FSW, haben hilfsbedürftigen Menschen nicht die Möglichkeit sich Pflege und Betreuung zu leisten (Wendel, 2018). AAL gliedert sich laut Bertel et al. (2018) in 14 relevante Lebensbereiche wie in Tabelle 3 ersichtlich. In Bezug auf die Priorisierung der Lebensbereiche schneiden Alltagsunterstützung und (Selbst-)Versorgung sowie Betreuung und Pflege am besten ab.

Tabelle 3: Lebensbereiche der AAL – Vision (Bertel et al., 2018)

Lebensbereich	Beschreibung
Wohnumfeld & öffentlicher Raum	Altersfreundliche Umgebung außerhalb des Wohnbereiches.
Wohnung & Wohngebäude	Altersgerechtes Wohnen, Barrierefreiheit, Ausstattung, Infrastruktur, Smart Homes.
Sicherheit & Schutz	Innerhalb und außerhalb des Wohnbereiches, inklusive Schutz der Privatsphäre.
Alltagsunterstützung & (Selbst-)Versorgung	Unterstützung im Haushalt und Wohnbereich, Selbstversorgung, sowie mobile Dienste.
Familie & soziale Gemeinschaft	Pflege und Betreuung anderer (z.B. (Enkel-)Kinder), soziale Teilhabe und Maßnahmen zur sozialen Inklusion.
Reisen & Unterkünfte	Städtereisen, Rundreisen u.a. (z.B. Gruppenreisen für SeniorInnen).
Information & Kommunikation	Informations- und Kommunikationsmittel (z.B. altersgerechte Mobiltelefone).
Unterhaltung & Lernen	Freizeitgestaltung (Spielen, Hobby, kulturelle Angebote) und lebenslanges Lernen (Lernmittel, Lerngemeinschaften).
Arbeit & Weiterbildung	Altersgerechte Arbeitsumgebung, Fortbildungsangebote.
Gesundheit & Vitalität	Gesundheit im Allgemeinen, z.B. gesunde Ernährung, Bewegung und Sport, Monitoring von Vitalparametern.
Transport & Mobilität	Ohne (Bewegung im näheren Umfeld) und mit Transportmitteln (Privatfahrzeug, öffentliche Verkehrsmittel).
Zivilgesellschaftliches Engagement	Beteiligung an Freiwilligendiensten und politische Partizipation.
Medizinische Versorgung & Prävention	Gesundheitliche Vorsorge, Früherkennung, medizinische Behandlung (Diagnose, Therapie, Rehabilitation etc.).
Betreuung & Pflege	Informelle und formelle/institutionelle Pflege bzw. Betreuung.

2.9.1 AAL in der Pflege und Betreuung

In den letzten Jahren gab es enorme Fortschritte bei der Entwicklung von Smart Home Systeme in der Pflege. Eine Vielzahl an technischen Assistenzsystemen zur Verbesserung und Steigerung gesundheitsbezogene Dienstleistungen und effizienterer Kommunikation und Dokumentation. In Publikationen werden im Pflegebereich Begriffe wie E-Health, Ambient Assisted Living, Home care oder Health-Enabling Technologies verwendet (Haux, 2016). Jung (2017) zeigt in Abbildung 17 eine Übersicht eines Wohnraumes mit mehreren unterstützenden Technologien.

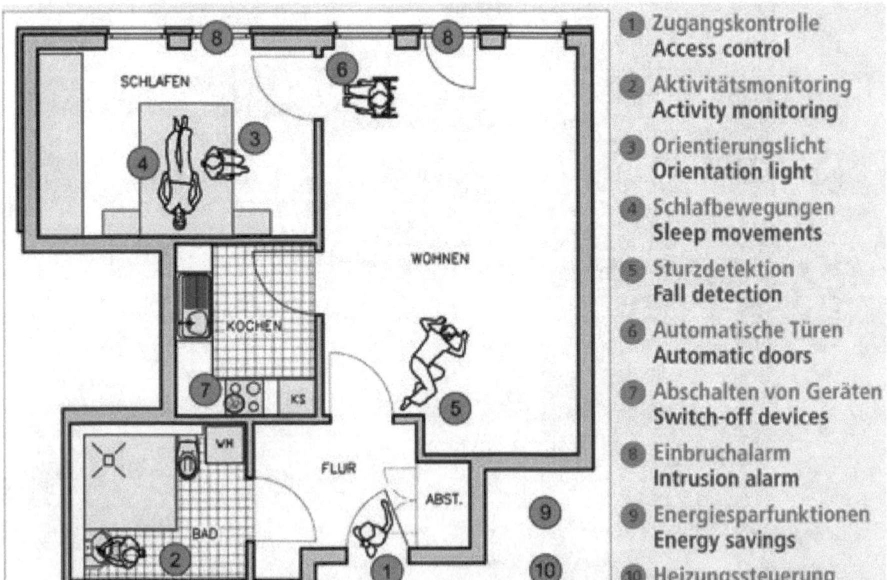

Abbildung 17: Ein Beispiel, wie AAL-Produkte im eigenen Zuhause eingesetzt werden könnten (Jung, 2017)

In den Ausführungen von Rode-Schubert et al. (2012) wird Ambient Assisted Living definiert als altersgerechte Assistenzsystem für ein unabhängiges und unterstützendes Leben. AAL wird des Öfteren mit Active Assisted Living übersetzt und soll den Austausch Mensch und Umgebung widerspiegeln. An den Bedürfnissen der Nutzer wird AAL individuell angepasst, sodass es möglich ist, die Lebensqualität zu steigern. Die modernen technischen Geräte können dazu beitragen, den Alltag sicherer und angenehmer zu gestalten, und so dabei helfen, möglichst lange ein selbstständiges, selbstbestimmtes sowie sozial integriertes Leben zu führen (s. Abbildung 18). Die moderne Gebäudesystemtechnik übernimmt viele Aufgaben, wie eine An- und Abwesenheitsermittlung, Sturzerkennung oder eine Überwachung von Vitalfunktionen. Außerdem ist eine Verbindung zu Familienangehörigen spielerisch per Videosystem möglich. So kann sich die Angehörige oder Betreuerin überzeugen, ob es der Person gut geht. (Van Heek, 2018)

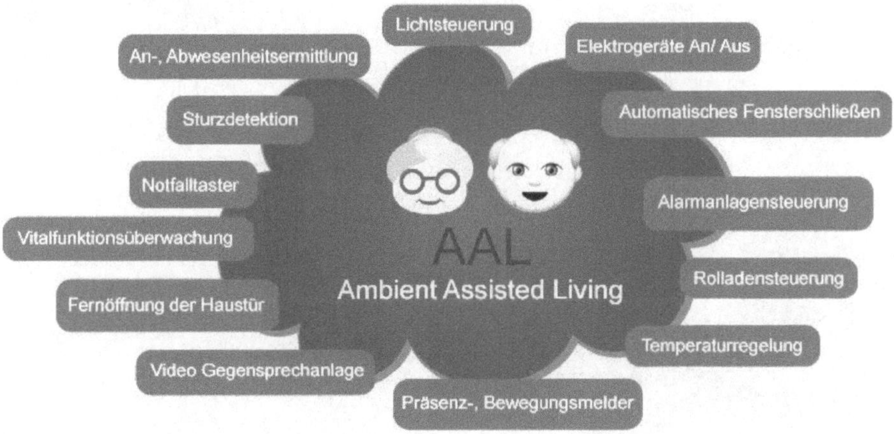

Abbildung 18: Ambient Assisted Living (Van Heek, 2018)

Ambient Assisted Living hat sich aufgrund der gestiegenen Lebenserwartung und des demographischen Wandels auf den Bereich selbständiges Wohnen fokussiert. Genauso wie Smart Home beschäftigt sich Ambient Assisted Living mit der Thematik von automatisierten Geräten in den eigenen vier Wänden. Wobei anzumerken ist, dass nicht nur die wachsende Zielgruppe der Senioren und ältere Personen auf AAL angewiesen sind, sondern auch jüngere Personen. Da auch jüngere Personen krankheitsbedingt oder operationsbedingt auf technische Hilfestellung angewiesen sind. Smart Home zeigt auf, welche technische Möglichkeiten und Raffinessen zur Verfügung steht. Ambient Assisted Living hingegen fokussiert sich auf die einfache Steuerung sowie eine altersentsprechende Lösung. Die Hilfestellung wird genau da angewendet, wo Defizite, Einschränkungen, Vergesslichkeit oder schlechte Sicht bestehen. Um den Unterschied zwischen Smart Home und Ambient Assisted Living kann auch ganz einfach mit einem Beispiel erklärt werden. Mit Smart Home ist er möglich per Tablet oder Smartphone die Jalousie Zuhause graduell an die Lichtverhältnisse anzupassen. In einem Lösungsansatz von AAL gibt es maximal zwei vorprogrammierte Zustände zur Auswahl. Meist erfolgt die Auswahl der Zustände mittels Knopfdruck. In einer Studie, bei der 1500 ältere Personen befragt wurden, gaben 98 Prozent an, dass der Wunsch so lange wie möglich selbstständig zu Hause leben vorhanden ist. 30 Prozent davon wünschen sich jedoch Hilfestellung in Form von sozialem Umfeld oder technischen Geräten (Jung, 2018).

2.9.2 Forschungsprojekt WAALTeR

Das national geförderte AAL-Projekt in der "Wiener AAL Test Region", konzentriert sich auf soziale Integration, Sicherheit, Gesundheit und Mobilität für ältere Menschen, die so lange wie möglich autonom leben wollen. Basierend auf früheren AAL-Projekten, zielt WAALTeR darauf ab, individuelle Leistungspakete für ältere Menschen zu Themen wie Soziale Integration, Sicherheit oder Gesundheit entwickeln. Ein sozialer Kalender ermöglicht es den Nutzern, sich zu vernetzen, Veranstaltungen zu erstellen oder sich zu treffen. Über eine interessenbezogene Datenbank können Benutzer nach Personen mit ähnlichen Merkmalen suchen. Interessen sowie Menschen, die Hilfe oder einfach nur Begleitung suchen für Durchführung von Routineaufgaben wie z.B. Einkaufen von Lebensmitteln. Ein im Haus platzierter Sensor ist in der Lage, Stürze zu erkennen und Hilfe zu rufen. Ein mobiler Notrufknopf kann verwendet werden, um auftretende Stürze zu erkennen außerhalb des Hauses. Ein Tabletten-basiertes Fitnessprogramm ermutigt die Menschen, sich fit zu halten, indem es Folgendes bietet Fitness-Kurse, Verfolgung der täglichen Aktivitäten (z.B. durch Ankopplung eines Schrittzählers an die das AAL-System). Menschen mit chronischen Erkrankungen können zusätzlich ihre Daten ergänzen oder synchronisieren ihre personenbezogenen Daten (z.B. Blutzuckerspiegel, Blutdruckwerte) an das System weitergeben, was wiederum dem Arzt bei der Anpassung der weiteren Behandlungsstrategien sehr helfen kann. Die Mobilität wird in allen drei oben genannten Themenbereichen behandelt, wobei das Hauptziel darin besteht, eine Verbesserung der Lebensqualität durch Förderung der individuellen Aktivität, soziale Integration, soziale Integration, gesellschaftliches Handeln Partizipation und mehr Autonomie (Aumayr, 2018).

Es ist auch das erste Pilotprojekt in Wien und verspricht neue Erkenntnisse von AAL in großstädtischen Umgebungen. Das Gesamtziel des Projekts wie in Abbildung 19 erkennbar ist es, das unabhängige und selbstbestimmte Leben von älteren Menschen in Ihren eigenen Häusern. Das Projekt will 83 Haushalte mit AAL-Technik ausstatten Integration bestehender Produkte und Prototypen statt Entwicklung neuer Komponenten. Das Forschungsprojekt erstreckt sich über einen Zeitraum von 18 Monaten. 2018 wurden in Wien 87 Testhaushalte mit den Technologien ausgestattet. Weitere Haushalte werden als Kontrollhaushalte beobachtet (Hayn, 2018).

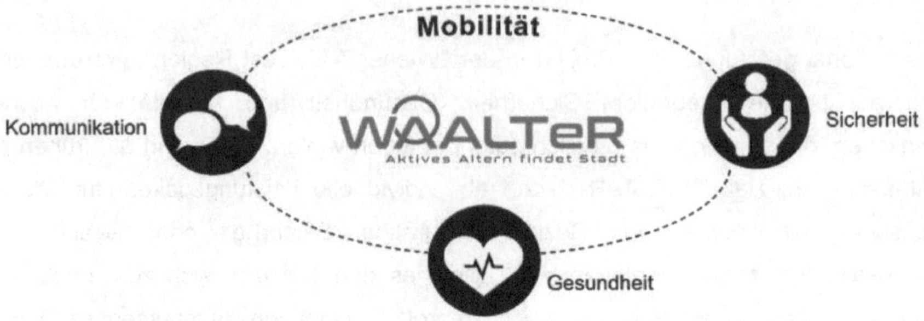

Abbildung 19: Forschungsprojekt WAALTeR (Hayn, 2018)

2.9.3 Sturzsensoren- und Ortungssystem

Lautenschläger (2018) stellt in seinen Ausführungen fest, dass laut internationalen Studien deutlich mehr ältere Menschen sehr besorgt sind ihre Unabhängigkeit und Selbständigkeit zu verlieren als zu versterben. Viele Betreuungsstrukturen im ambulanten als im stationären Bereich können mit der technischen Möglichkeit wie beispielsweise eines Sturzsensors und Ortungssystems bei Problemfällen eingesetzt werden. Das Assistenz- und Sicherheitssystem ist für ältere Personen mit beginnender Demenz. Das Ziel von Demenzpatienten ist der längere Verbleib im eigenen Zuhause sowie eine Unterstützung für das Pflegeumfeld und den Angehörigen (Seidel, 2018). Da weltweit mehr als 20 Prozent der Menschen über 60 Jahren an psychischen Erkrankungen wie Demenz oder Depressionen leiden verbunden mit Einschränkungen in motorischen und kognitiven Prozessen steigt das Risiko für das Pflegeumfeld. Einfache Methoden wie Low- tech Maßnahmen wie integrierte Fenster in Türen oder mittels Licht-Leitsystem, sobald die Person das Bett verlässt, sind sehr auch gute Möglichkeiten die Pflege zu unterstützen (Oppenauer-Meerskraut, 2018). Mit der 2PCS System ist eine durchgängige und vernetzte Systemlösung, die sich leicht mit anderen Kommunikationsgeräten integriert und sich durch ein intelligentes Energiemanagement, adaptierbare Notfallprozesse und hohe Interoperabilität auszeichnet. Das praxis- und altersgerechtes Endgerät umfasst ein integratives Lokalisierungskonzept sowie in Abbildung 20 ersichtlich gut lesbarer Display-Anzeige. Die Sicherheitsuhr oder auch 2OCS- Uhr genannt ermöglicht eine mobile Not- und Serviceanruf inklusive Sprachverbindung. (2PCS Solutions GmbH, 2018).

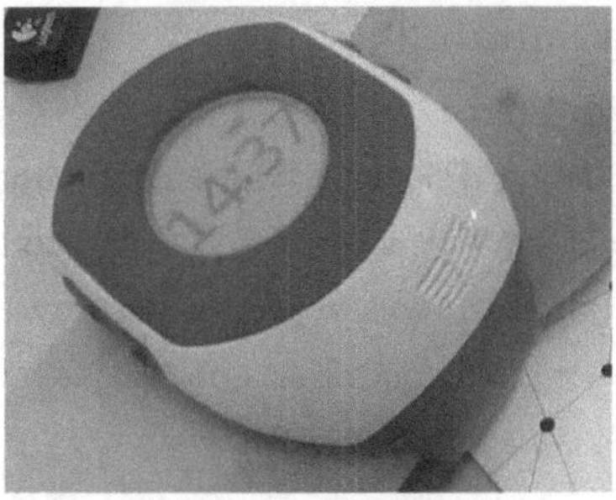

Abbildung 20: 2PCS Armbanduhr (2PCS Solutions GmbH, 2018)

Ein weiteres System zur Sturzerkennung und Prävention ist das sogenannte fearless. Der intelligente kontaktlose Sturzsensor (s. Abbildung 21) erkennt das Aufstehen einer Person und hilft Stürze zu vermeiden. Durch Sensoren ist es möglich Personen zu erkennen und in der Nacht automatisch das Licht einzuschalten. Bei einem Sturz wird ein Alarm an angehörige Personen oder Pflegeumfeld gemeldet. Besonders die Sicherheit wird für Personen mit Beeinträchtigungen gesteigert und im Notfall hat man einen wichtigen Zeitvorsprung. Mit der Sturzerkennung hat das Pflegeumfeld mehr Zeit für die Pflege (AAL - Products, 2019).

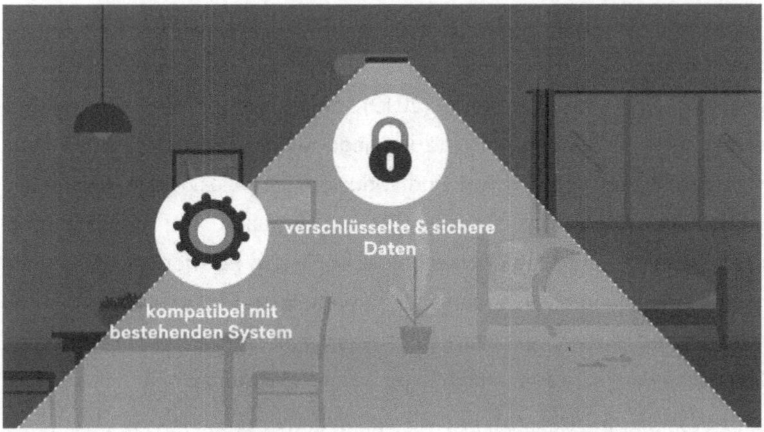

Abbildung 21: Der intelligente Sturzsensor (AAL – Products, 2019)

2.10 Darstellung der Ergebnisse aus der Literaturarbeit

Die Umstellung der Dokumentation in dem Bereich Pflege & Betreuung von Papierform in elektronische Form war ein wichtiger Meilenstein die Qualität der Betreuung zu verbessern. Den Pflegekräften wird der Zeitdruck bei den Kunden bzw. Bewohner genommen und können sich so mehr um die Bedürfnisse und Wünsche kümmern als um zeitaufwendige Dokumentation (Rosen, 2019).

Durch die Digitalisierung werden die Pflegekräfte von Routinearbeiten entlastet, um mehr Zeit und Ressourcen für wesentliche Aufgaben zu haben. Smarte Gebäudesystemtechnik im Pflegebereich sind unauffällig in den Haushalt integriert und können auf Knopfdruck dazu geschalten werden und können so den Bedürfnissen eines altersgerechtem Wohnen angepasst werden (Altenpflege, 2018).

In den Untersuchungen von Strese et al. (2010) zeigt sich, dass 77 Prozent für Heizenergie benötigt wird, 9 Prozent für Haushaltsgeräte und nur 2 Prozent für die Beleuchtung. Kunden sollen mit der Technologie Einfluss auf den Verbrauch nehmen können und Transparenz gewinnen. Die Heizung, Kühlung, Klimatisierung von Wohnungen oder Gebäuden trägt wesentlich zum Energieverbrauch bei. Alleine durch 1°C Temperatur Reduzierung ist es möglich 8 Prozent Kosten beim Heizen zu sparen (Wisser, 2018).

In den Ausführungen von Diermann (2019) zeigt sich, dass das größte Einsparpotenzial in der Steuerung der Heizung liegt. Mit Smart Home steigert man das Sicherheitsgefühl und den Komfort und reduziert gleichzeitig jede Menge an lästigen Handgriffen. Die automatisierten Geräte schalten die Heizung und Beleuchtung ab wenn das Zuhause unbewohnt ist, schließen Fenster und Türen und aktivieren nach Verriegelung die Alarmanlage. Smart-Home-Produkte bringen nicht nur einen Nutzen der Steuerungstechnik und Energieersparnis, sondern rechnen sich laut Wissenschaftlern schon innerhalb eines kurzen Zeitraums.

Die Nutzung von smarter Energie weltweit, beschrieben von Strobl (2017) zeigt, dass Einsparungen von 230 Milliarden Euro möglich sind. Durch die exakte Steuerung und das Voranschreiten der Digitalisierung ermöglicht es eine Reduzierung von 185 Gigawatt in der Industrie, Mobilität und Smart Home Bereich.

An der Forschungsstudie im deutschen Röserath haben über 120 Haushalte daran teilgenommen. 14 Prozent der 120 teilgenommenen Haushalte erzielten

Einsparungen bis 30 Prozent beim Gebrauch für Heizung und Warmwasser. Gelungen ist dieses Ergebnis nur, da sich die Bewohner beziehungsweise Nutzer intensiv mit der Smart Home Steuerung beschäftigen. Rund 57 Prozent im ausgewählten Zeitraum verbrauchten weniger Energie (Virtuelles Institut Smart Energy, 2018).

3 Empirischer Teil

3.1 Quantitative Untersuchung

Im Anschluss an den Theorieteil folgt nun der empirische Teil, welcher einerseits die Darstellung der gewählten Methodik sowie den Fragebogen umfasst und andererseits die Beschreibung der relevanten Ergebnisse und deren Interpretation bezugnehmend auf die Forschungsfrage einschließt. Die Untersuchungsobjekte sind MitarbeiterInnen im Besuchsdienst, Heimhilfe und Pflegeassistenz der Volkshilfe Wien.

3.1.1 Fragebogen

In der vorliegenden quantitativen Untersuchung wird ein selbst erstellter Fragebogen verwendet und im Anhang A.1 Fragebogen dargestellt. Der Fragebogen umfasst 29 Fragen aufgeteilt auf 4 Seiten. Der Erhebungszeitraum der vorliegenden Studie war vom 26.03.2019 bis zum 28.03.2019. Ausgewertet wurde der Fragebogen mit dem Programm IBM SPSS Statistics, Version 23. Der Fragebogen zum Thema „Smart Home in der Pflege“ soll die Akzeptanz von Smart Home- Technologien der Pflegekräfte zeigen. Am Deckblatt wird nochmals beschrieben, was Smart Home überhaupt ist. Frage 1 bis 3 zeigt die Personenbezogenen Daten. Frage 17 gibt die Möglichkeit von Mehrfachbeantwortung. Die restlichen Fragen des Fragebogens sind mit einer fünfstufigen Likert-Skala zu beantworten. Der Fragebogen beinhaltet folgende Punkte:

- Nutzen von Smart Home
- Bereich Energieeffizienz
- Bereich Komfort
- Bereich Sicherheit
- 10 mögliche Zukunftstechnologien im Pflegebereich

3.1.2 Methodenteil & Ergebnisse

In diesem Teil der Masterarbeit wird der Zeitplan der empirischen Tätigkeit in Tabelle 4 dargestellt. Im Zeitraum von März 2019 bis Juli 2019 sind die verschiedenen Maßnahmen ersichtlich.

Tabelle 4: Zeitplan der empirischen Tätigkeit

Maßnahmen	2019				
	März.	April.	Mai.	Juni.	Juli
Wahl des Studiendesigns und der Methode der Auswertung					
Fragebogen Auswahl					
Erhebung Fragebogen					
Auswertung Fragebogen					
Erstellen eines Leitfadens für die qualitativen Interviews					
Terminvereinbarung Interviews					
Durchführung der Interviews					
Transkription der Interviews					
Auswertung und Darstellung der Interviewergebnisse					
Interpretation der Forschungsergebnisse					

a) Geschlechterverteilung

Tabelle 5 und Abbildung 22 zeigen, dass 83,6 Prozent der befragten Personen weiblich und 15,1 Prozent männlich waren. 1 Person wollte anonym bleiben und gab kein Geschlecht an.

Tabelle 5: Geschlechterverteilung

Geschlecht

		Häufigkeit	Prozent	Gültige Prozente	Kumulierte Prozente
Gültig	männlich	11	15,1	15,3	15,3
	weiblich	61	83,6	84,7	100,0
	Gesamt	72	98,6	100,0	
Fehlend	9,00	1	1,4		
Gesamt		73	100,0		

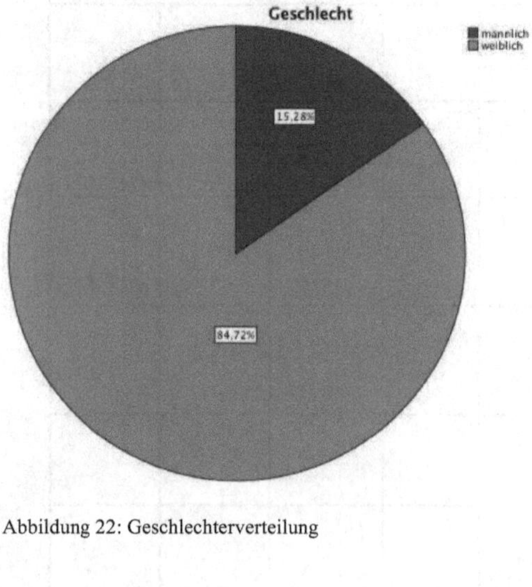

Abbildung 22: Geschlechterverteilung

b) Alter der Untersuchungsgruppe

In Tabelle 6 und Abbildung 23 wird das Alter der untersuchenden Gruppe untersucht. 39,44 Prozent der Befragten sind im Alter zwischen 40 und 55 Jahre. 63,38 Prozent sind über 40 Jahre und älter. Nur 3 Prozent der Befragten sind unter 30 Jahren.

Tabelle 6: Alter der Untersuchungsgruppe

Wie alt sind Sie?

		Häufigkeit	Prozent	Gültige Prozente	Kumulierte Prozente
Gültig	unter 30	2	2,7	2,8	2,8
	30- 40	24	32,9	33,8	36,6
	40 - 55	28	38,4	39,4	76,1
	56 und älter	17	23,3	23,9	100,0
	Gesamt	71	97,3	100,0	
Fehlend	9,00	2	2,7		
Gesamt		73	100,0		

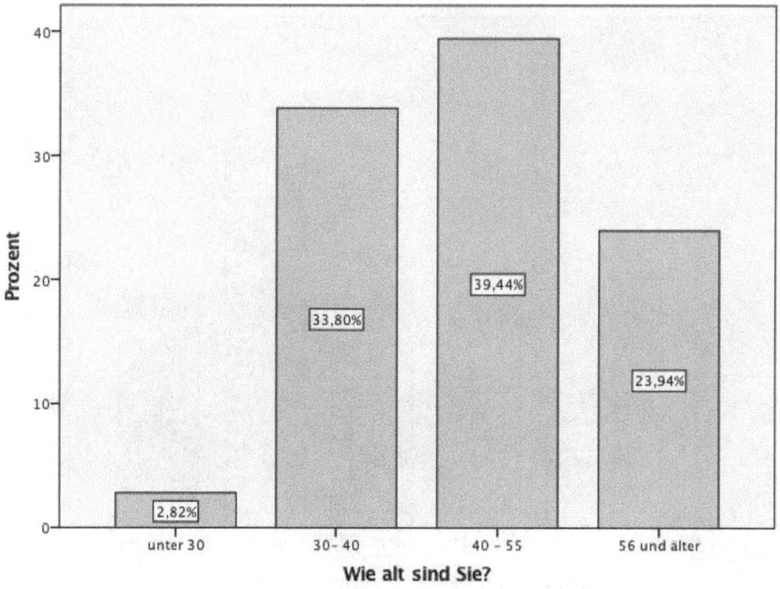

Abbildung 23: Alter der Untersuchungsgruppe

c) Schulabschluss

In Tabelle 7 und Abbildung 24 wird der Schulabschluss der PflegemitarbeiteInnen hinterfragt. 51,2 Prozent der Befragten einen Maturaabschluss oder eine noch höhere Schulbildung. 19,18 Prozent haben einen Fachhochschulabschluss oder einen Universitätsabschluss.

Tabelle 7: Schulabschluss

Was ist Ihr höchster Schulabschluss?

		Häufigkeit	Prozent	Gültige Prozente	Kumulierte Prozente
Gültig	Volksschule	1	1,4	1,4	1,4
	Hauptschule	8	11,0	11,0	12,3
	Lehrabschluss	15	20,5	20,5	32,9
	Berufsbildende Schule	11	15,1	15,1	47,9
	Matura	24	32,9	32,9	80,8
	Fachhochschule	14	19,2	19,2	100,0
	Gesamt	73	100,0	100,0	

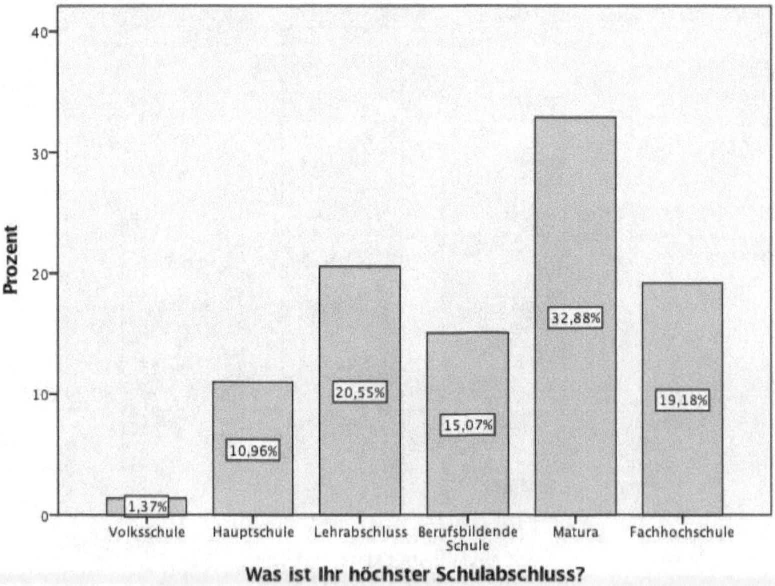

Abbildung 24: Schulabschluss

d) Familienstand

Der Familienstand der Teilnehmer wird in Tabelle 8 und Abbildung 25 dargestellt. 50,7 Prozent der Probanden sind verheiratet. 35,6 Prozent sind alleinstehend oder geschieden.

Tabelle 8: Familienstand

Wie ist Ihr Familienstand?

		Häufigkeit	Prozent	Gültige Prozente	Kumulierte Prozente
Gültig	allein stehend	7	9,6	9,6	9,6
	verheiratet	37	50,7	50,7	60,3
	mit Partner lebend	9	12,3	12,3	72,6
	geschieden	19	26,0	26,0	98,6
	verwitwet	1	1,4	1,4	100,0
	Gesamt	73	100,0	100,0	

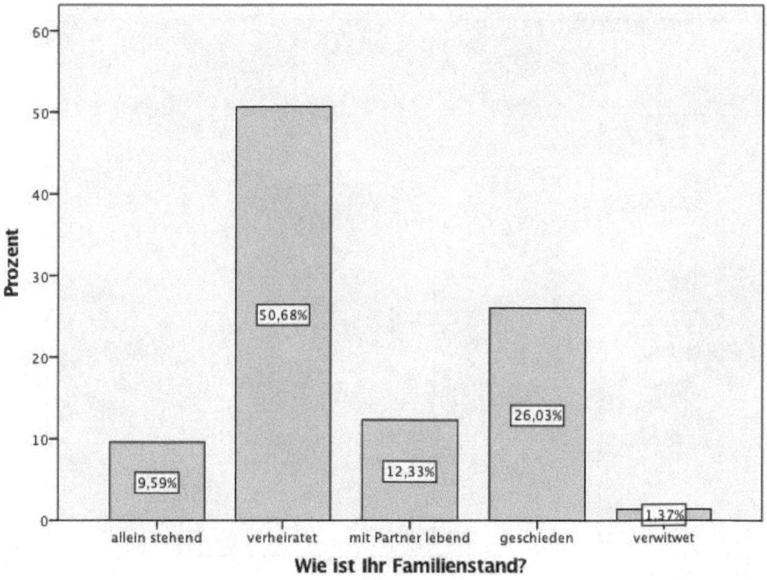

Abbildung 25: Familienstand

e) Technischer Stand

Technisch auf den neuesten Stand zu sein, ist 65,28 Prozent der Befragten wichtig, zeigt Tabelle 9 und Abbildung 26. Die Antwortmöglichkeit „trifft nicht zu“ wurde von keinem der Befragtem ausgewählt.

Tabelle 9: Technischer Stand

Technisch auf den neuesten Stand zu sein, ist mir wichtig?

		Häufigkeit	Prozent	Gültige Prozente	Kumulierte Prozente
Gültig	trifft voll zu	25	34,2	34,7	34,7
	trifft eher zu	22	30,1	30,6	65,3
	neutral	21	28,8	29,2	94,4
	trifft eher nicht zu	4	5,5	5,6	100,0
	Gesamt	72	98,6	100,0	
Fehlend	9,00	1	1,4		
Gesamt		73	100,0		

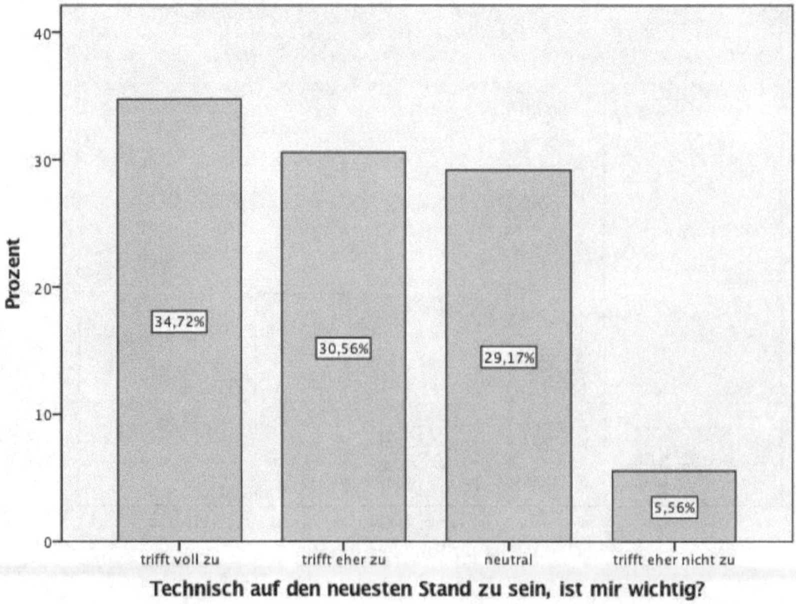

Abbildung 26: Technischer Stand

f) Kenntnisse im Internet

In Tabelle 10 und Abbildung 27 wurden die Internetkenntnisse untersucht. Nach eigener Einschätzung gaben 53,43 Prozent der Probanden an gute bis sehr gut Internetkenntnisse zu besitzen.

Tabelle 10: Kenntnisse im Internet

Wie gut sind Ihre Kenntnisse im Internet?

		Häufigkeit	Prozent	Gültige Prozente	Kumulierte Prozente
Gültig	sehr gut	17	23,3	23,3	23,3
	gut	22	30,1	30,1	53,4
	mittelmäßig	26	35,6	35,6	89,0
	schlecht	7	9,6	9,6	98,6
	sehr schlecht	1	1,4	1,4	100,0
	Gesamt	73	100,0	100,0	

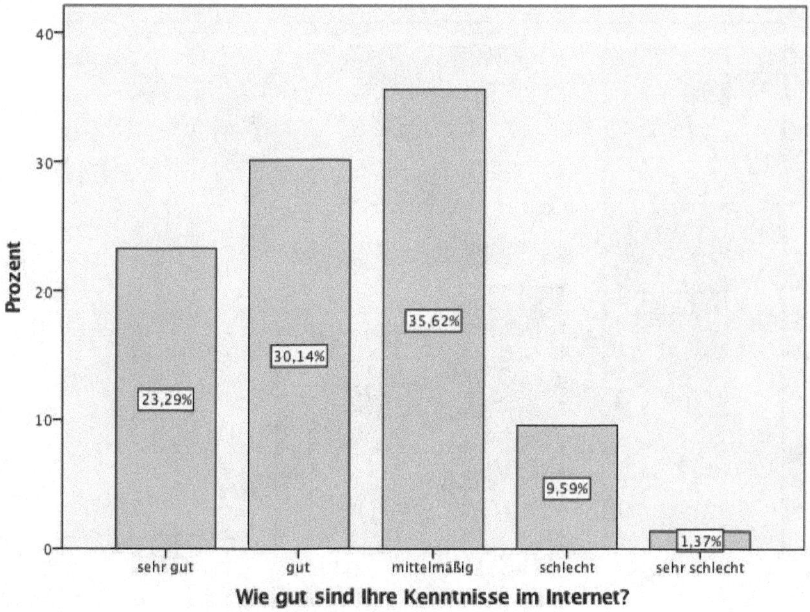

Abbildung 27: Kenntnisse im Internet

g) Zusatzinformationen bzgl. Funktionen

Die grafische Darstellung ob Zusatzinformationen bezüglich Funktion relevant sind zeigt Tabelle 11 und Abbildung 28. Beim Kauf von Elektrogeräten sind 50 Prozent der Befragten Zusatzinformationen bzgl. Funktionen sehr wichtig.

Tabelle 11: Zusatzinformation bzgl. Funktion

Zusatzinformationen bzgl. Funktionen

		Häufigkeit	Prozent	Gültige Prozente	Kumulierte Prozente
Gültig	sehr wichtig	34	46,6	50,0	50,0
	wichtig	18	24,7	26,5	76,5
	neutral	15	20,5	22,1	98,5
	eher unwichtig	1	1,4	1,5	100,0
	Gesamt	68	93,2	100,0	
Fehlend	9,00	5	6,8		
Gesamt		73	100,0		

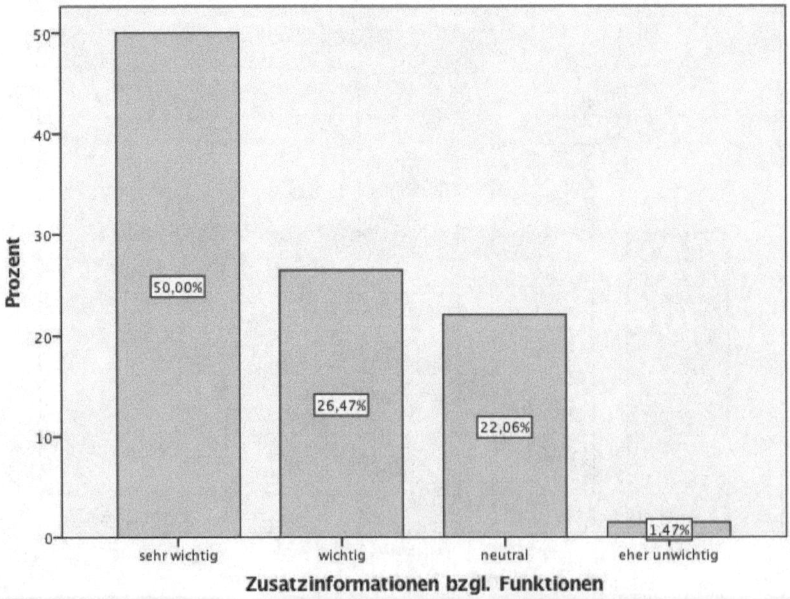

Abbildung 28: Zusatzinformation bzgl. Funktion

h) Einfache Bedienung

Ob den Pflegekräften die einfache Bedienung von Smart Home Geräten wichtig ist veranschaulichen Tabelle 12 sowie Abbildung 29. Beim Kauf von Elektrogeräten sind 44,78 Prozent der Befragten die einfache Bedienung sehr wichtig.

Tabelle 12: Einfache Bedienung

Einfache Bedienung

		Häufigkeit	Prozent	Gültige Prozente	Kumulierte Prozente
Gültig	sehr wichtig	30	41,1	44,8	44,8
	wichtig	23	31,5	34,3	79,1
	neutral	13	17,8	19,4	98,5
	eher unwichtig	1	1,4	1,5	100,0
	Gesamt	67	91,8	100,0	
Fehlend	9,00	6	8,2		
Gesamt		73	100,0		

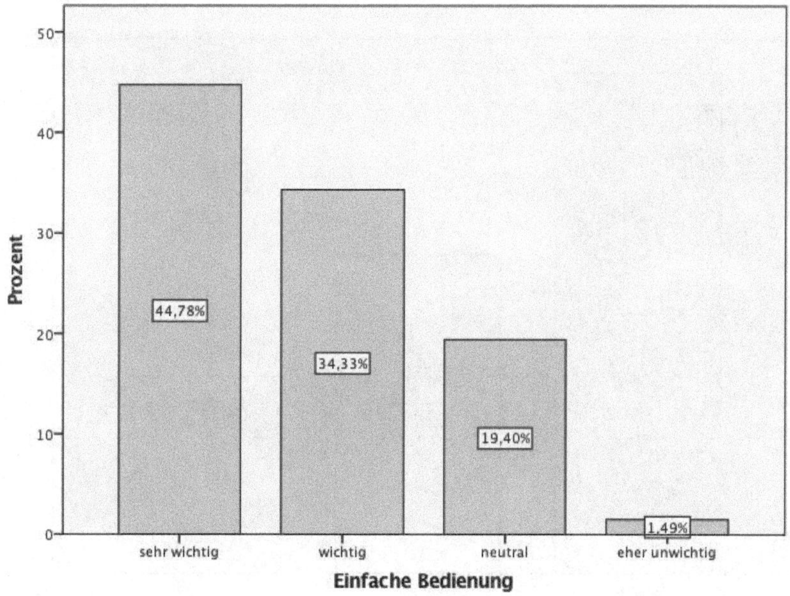

Abbildung 29: Einfache Bedienung

i) Service und Kundendienst

Service und Kundendienst werden in Tabelle 13 und Abbildung 30 untersucht. Beim Kauf von Elektrogeräten sind 49,25 Prozent der Befragten der Service und Kundendienst sehr wichtig. Die Antwortmöglichkeit „eher unwichtig“ oder „unwichtig“ wurde von keinem der Befragtem ausgewählt.

Tabelle 13: Service und Kundendienst

Service und Kundendienst

		Häufigkeit	Prozent	Gültige Prozente	Kumulierte Prozente
Gültig	sehr wichtig	33	45,2	49,3	49,3
	wichtig	21	28,8	31,3	80,6
	neutral	13	17,8	19,4	100,0
	Gesamt	67	91,8	100,0	
Fehlend	9,00	6	8,2		
Gesamt		73	100,0		

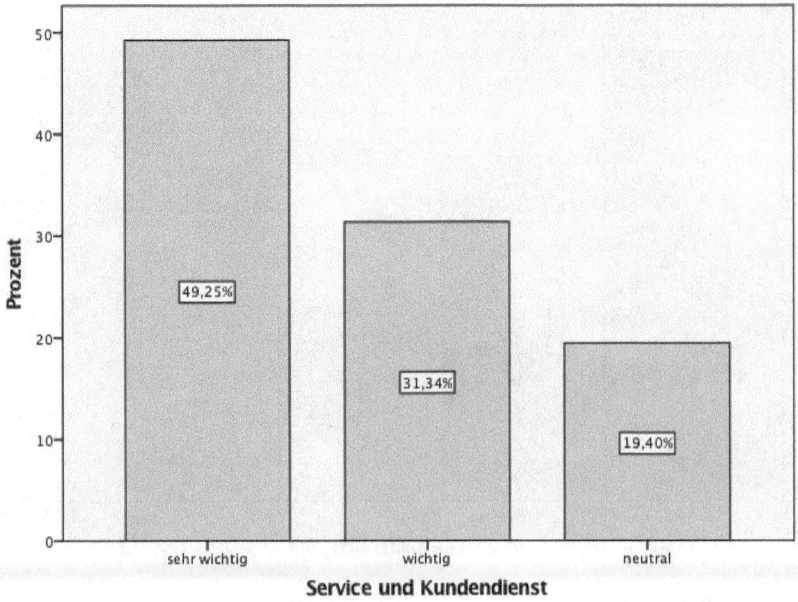

Abbildung 30: Service und Kundendienst

j) Hohe Energieeffizienz

Die Auswertung der Energieeffizienz wird in Tabelle 14 und in Abbildung 31 dargestellt. Beim Kauf von Elektrogeräten sind nur 37,50 Prozent der Befragten die Energieeffizienz sehr wichtig. 76,56 Prozent der Befragten wählten „wichtig“ oder „sehr wichtig“ in Bezug auf die Energieeffizienz.

Tabelle 14: Hohe Energieeffizienz

Hohe Energieeffizienz

		Häufigkeit	Prozent	Gültige Prozente	Kumulierte Prozente
Gültig	sehr wichtig	24	32,9	37,5	37,5
	wichtig	25	34,2	39,1	76,6
	neutral	14	19,2	21,9	98,4
	eher unwichtig	1	1,4	1,6	100,0
	Gesamt	64	87,7	100,0	
Fehlend	9,00	9	12,3		
Gesamt		73	100,0		

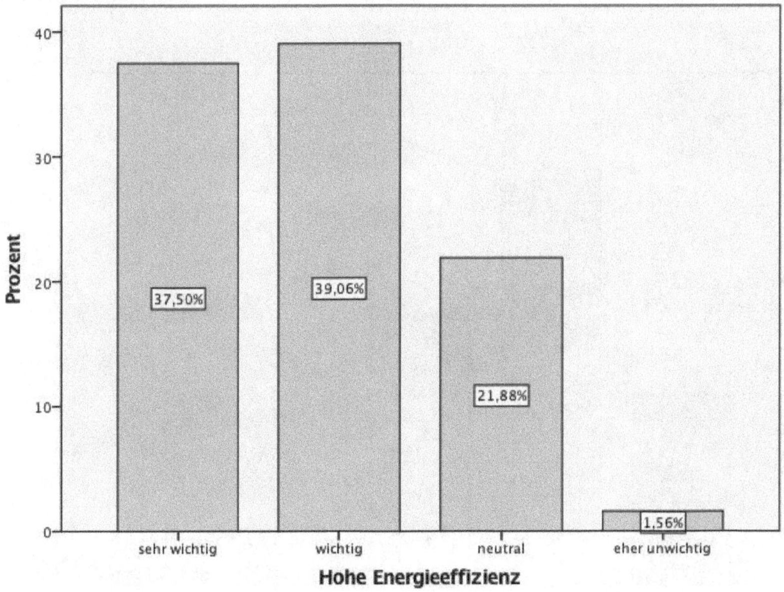

Abbildung 31: Hohe Energieeffizienz

k) Vernetzte Haushaltsgeräte werden zukünftig an Bedeutung gewinnen.

Ob Smart Home Geräte an Bedeutung gewinnen wird, zeigt die Auswertung auf Tabelle 15 sowie Abbildung 32. Vernetzte Haushaltsgeräte werden zukünftig an Bedeutung gewinnen gaben 66,66 Prozent der Befragten an.

Tabelle 15: Bedeutung vernetzte Geräte

Vernetzte Haushaltsgeräte werden zukünftig an Bedeutung gewinnen.

		Häufigkeit	Prozent	Gültige Prozente	Kumulierte Prozente
Gültig	trifft voll zu	14	19,2	19,4	19,4
	trifft eher zu	34	46,6	47,2	66,7
	neutral	20	27,4	27,8	94,4
	trifft eher nicht zu	3	4,1	4,2	98,6
	trifft nicht zu	1	1,4	1,4	100,0
	Gesamt	72	98,6	100,0	
Fehlend	9,00	1	1,4		
Gesamt		73	100,0		

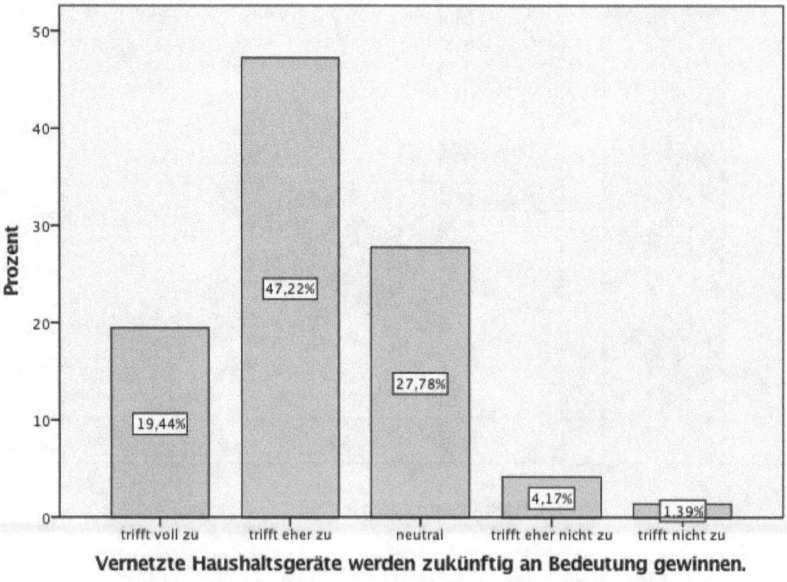

Abbildung 32: Bedeutung vernetzte Geräte

l) Mit vernetzten Haushaltsgeräten kann viel Energie gespart werden.

Das Einsparungspotenzial aus Sicht der Pflegekräfte wird in Tabelle 16 sowie in Abbildung 33 grafisch veranschaulicht. 41 Personen von 73 sind der Meinung, dass durch vernetzte Haushaltsgeräte viel Energie gespart werden kann.

Tabelle 16: Energie sparen mit Haushaltsgeräte

Mit vernetzten Haushaltsgeräten kann viel Energie gespart werden.

		Häufigkeit	Prozent	Gültige Prozente	Kumulierte Prozente
Gültig	trifft voll zu	8	11,0	11,0	11,0
	trifft eher zu	33	45,2	45,2	56,2
	neutral	26	35,6	35,6	91,8
	trifft eher nicht zu	6	8,2	8,2	100,0
	Gesamt	73	100,0	100,0	

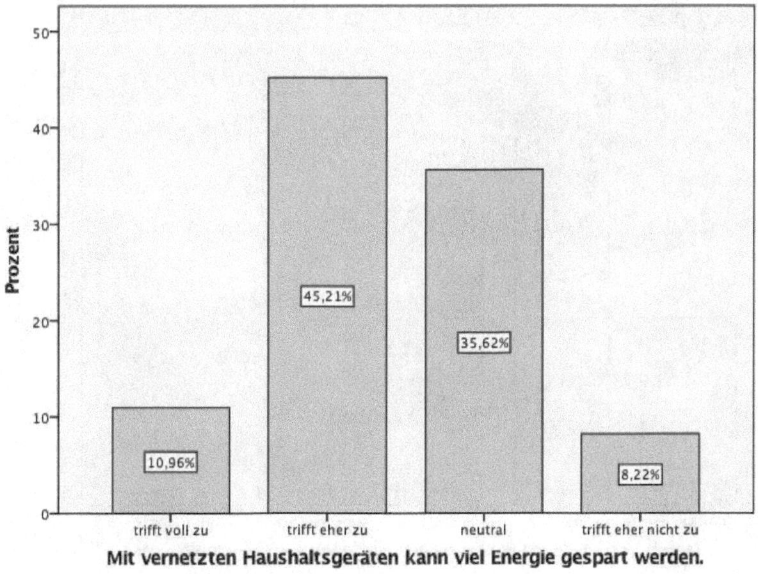

Abbildung 33: Energie sparen mit Haushaltsgeräte

m) Durch Vernetzte Haushaltsgeräte wird vieles komfortabler

Die prozentmäßige Auswertung in Bezug auf die Komfort Steigerung durch Smart Home Geräten wird in Tabelle 17 und Abbildung 34 grafisch dargestellt. 63,02 Prozent finden das vernetzte Haushaltsgeräte den Komfort steigern.

Tabelle 17: Komfort durch vernetzte Geräte

Durch Vernetzte Haushaltsgeräte wird vieles komfortabler.

		Häufigkeit	Prozent	Gültige Prozente	Kumulierte Prozente
Gültig	trifft voll zu	14	19,2	19,2	19,2
	trifft eher zu	32	43,8	43,8	63,0
	neutral	22	30,1	30,1	93,2
	trifft eher nicht zu	4	5,5	5,5	98,6
	trifft nicht zu	1	1,4	1,4	100,0
	Gesamt	73	100,0	100,0	

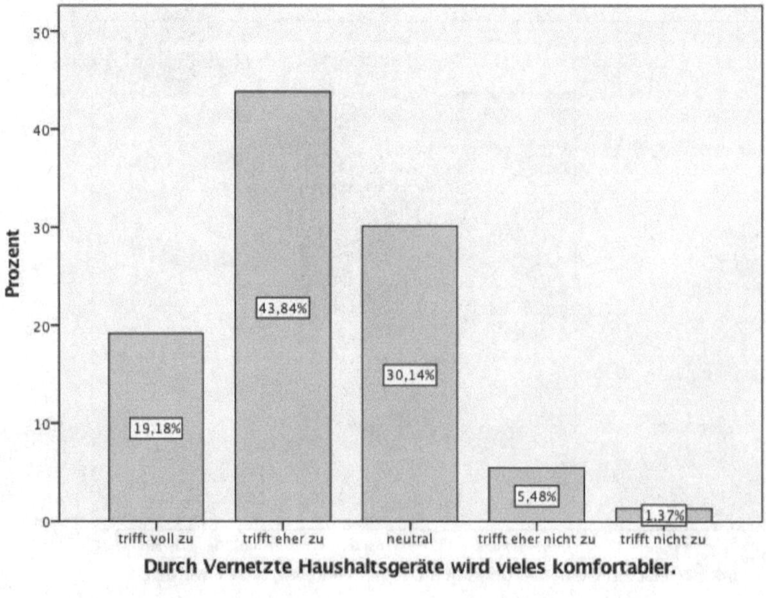

Abbildung 34: Komfort durch vernetzte Geräte

n) Ich wäre mit neuer Technik überfordert.

Eine Übersicht ob die PflegerInnen mit der neuen Technik überfordert wären zeigt Tabelle 18 und die Abbildung 35. Nur 3 Prozent der Befragten wären mit der Technik voll überfordert. 30 Personen gaben eher einen positiven Trend an in Bezug auf Technik an.

Tabelle 18: Mit Technik überfordert

Ich wäre mit neuer Technik überfordert.

		Häufigkeit	Prozent	Gültige Prozente	Kumulierte Prozente
Gültig	trifft voll zu	2	2,7	2,7	2,7
	trifft eher zu	28	38,4	38,4	41,1
	neutral	19	26,0	26,0	67,1
	trifft eher nicht zu	17	23,3	23,3	90,4
	trifft nicht zu	7	9,6	9,6	100,0
	Gesamt	73	100,0	100,0	

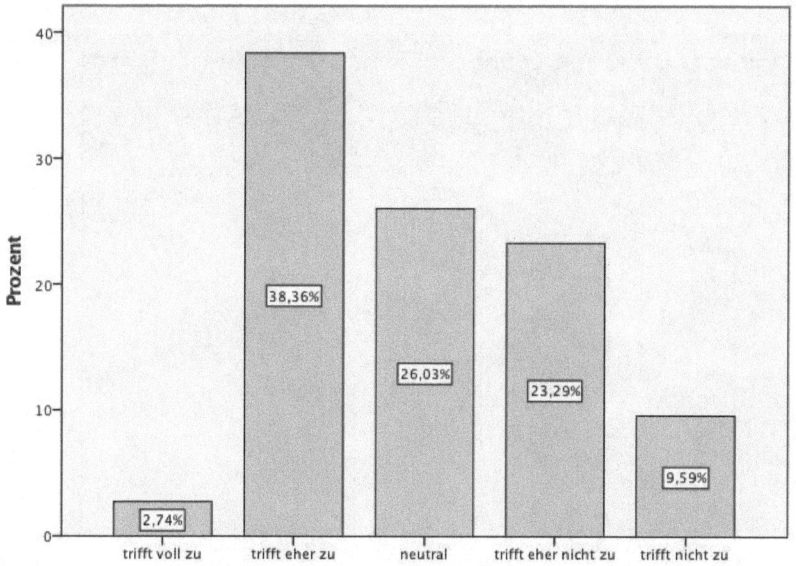

Abbildung 35: Mit Technik überfordert

o) Ich habe Angst um meine persönlichen Daten, wenn ich vernetzte Haushaltsgeräte nutze.

48,8 Prozent der Probanden haben Angst um Ihre persönlichen Daten, wenn Sie Smart Home Geräte nützen zeigt Tabelle 19 sowie Abbildung 36.

Tabelle 19: Angst um persönliche Daten

Ich habe Angst um meine persönlichen Daten, wenn ich vernetzte Haushaltsgeräte nutze.

		Häufigkeit	Prozent	Gültige Prozente	Kumulierte Prozente
Gültig	trifft voll zu	16	21,9	22,2	22,2
	trifft eher zu	19	26,0	26,4	48,6
	neutral	22	30,1	30,6	79,2
	trifft eher nicht zu	9	12,3	12,5	91,7
	trifft nicht zu	6	8,2	8,3	100,0
	Gesamt	72	98,6	100,0	
Fehlend	9,00	1	1,4		
Gesamt		73	100,0		

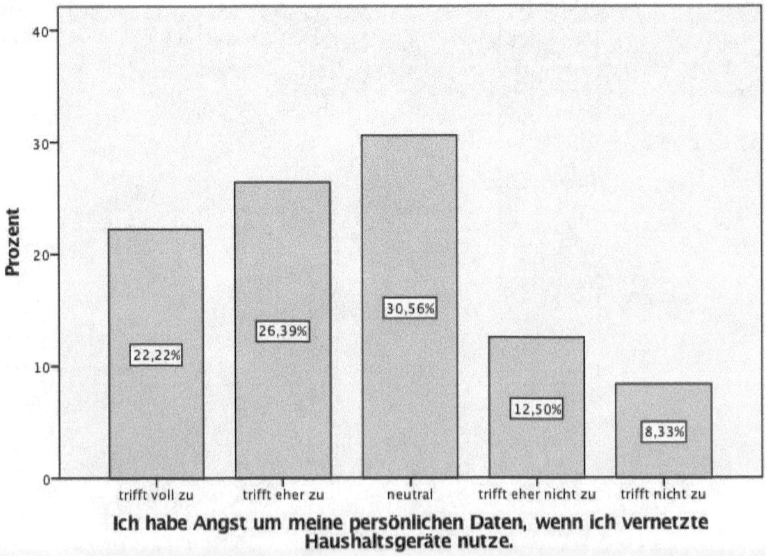

Abbildung 36: Angst um persönliche Daten

p) Durch die Vernetzung von Haushaltsgeräten lässt sich viel Zeit sparen.

Eine Zeitersparnis durch Smart Home Geräte ist in Tabelle 20 und Abbildung 37 ersichtlich. In Bezug auf die Zeitersparnis durch vernetzte Haushaltsgeräte haben 57,54 Prozent der Befragten „trifft zu" oder „trifft eher zu" ausgewählt.

Tabelle 20: Zeitersparnis durch vernetzte Geräte

Durch die Vernetzung von Haushaltsgeräten lässt sich viel Zeit sparen.

		Häufigkeit	Prozent	Gültige Prozente	Kumulierte Prozente
Gültig	trifft voll zu	11	15,1	15,1	15,1
	trifft eher zu	31	42,5	42,5	57,5
	neutral	27	37,0	37,0	94,5
	trifft eher nicht zu	4	5,5	5,5	100,0
	Gesamt	73	100,0	100,0	

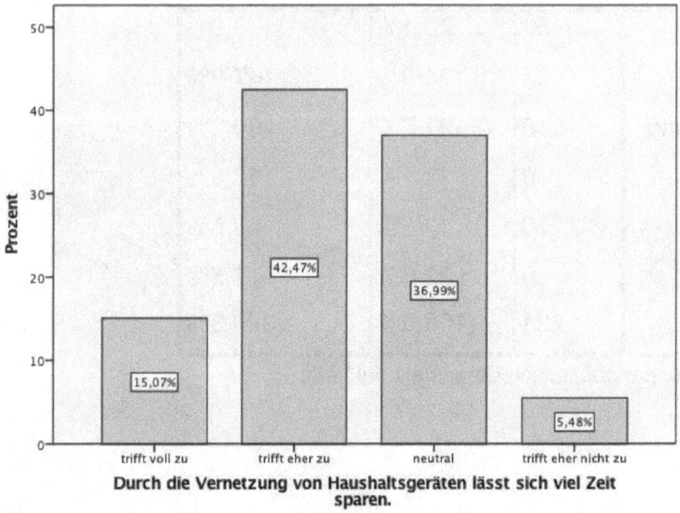

Abbildung 37: Zeitersparnis durch vernetzte Geräte

q) Welche Möglichkeiten „intelligenter Gebäude“ stellen einen echten Nutzen dar?

Bei dieser Frage waren Mehrfachantworten möglich. Laut den 73 befragten Personen ist der größte Nutzen bei intelligenten Gebäuden die Heizung mit 73,9 Prozent wie in Tabelle 21 einzusehen. Das Thema Sicherheit liegt mit 72,5 Prozent der Befragten knapp dahinter. Platz 3 mit 69,6 Prozent erreicht der Bereich Beleuchtung. Bei dieser Frage schnitt die Verschattung mit 13 Prozent am schlechtesten ab.

Tabelle 21: Möglichen Nutzen von Intelligenter Gebäude

Häufigkeiten

		Antworten		Prozent der Fälle
		N	Prozent	
1[a]	Heizung	51	23,1%	73,9%
	Lüftung	33	14,9%	47,8%
	Beleuchtung	48	21,7%	69,6%
	Verschattung	9	4,1%	13,0%
	Kühlung	30	13,6%	43,5%
	Sicherheit	50	22,6%	72,5%
Gesamt		221	100,0%	320,3%

a. Dichotomie-Gruppe tabellarisch dargestellt bei Wert 1.

r) Haben Sie Smart Home-Geräte Zuhause?

54,93 Prozent der Teilnehmer haben aktuell kein Smart Home Gerät zuhause. 7,04 Prozent der Befragten wissen es nicht. Tabelle 22 und die Abbildung 38 zeigen die Prozentanzahl wieviel Pflegekräfte ein Smart Home Gerät in den eigenen Wänden haben.

Tabelle 22: Smart Home Geräte Zuhause

Haben Sie Smart Home-Geräte Zuhause?

		Häufigkeit	Prozent	Gültige Prozente	Kumulierte Prozente
Gültig	Ja	27	37,0	38,0	38,0
	weiß nicht	5	6,8	7,0	45,1
	Nein	39	53,4	54,9	100,0
	Gesamt	71	97,3	100,0	
Fehlend	9,00	2	2,7		
Gesamt		73	100,0		

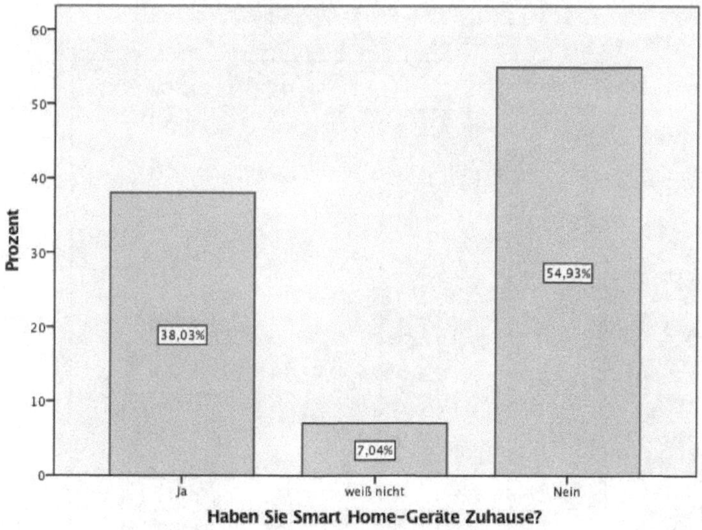

Abbildung 38: Smart Home Geräte Zuhause

s) Video Gegensprechanlage bei den Kunden

50 Prozent der Pflegekräfte finden das eine Videosprechanlage bei den Kunden eine sinnvolle Möglichkeit wäre. In Tabelle 23 und Abbildung 39 ist außerdem ersichtlich, dass nur 21,43 Prozent sind der Meinung das eine Videosprechanlage keine Verbesserung in der Pflege darstellt.

Tabelle 23: Video Gegensprechanlage bei den Kunden

Video Gegensprechanlage bei den Kunden

		Häufigkeit	Prozent	Gültige Prozente	Kumulierte Prozente
Gültig	trifft voll zu	19	26,0	27,1	27,1
	trifft eher zu	16	21,9	22,9	50,0
	neutral	20	27,4	28,6	78,6
	trifft eher nicht zu	7	9,6	10,0	88,6
	trifft nicht zu	8	11,0	11,4	100,0
	Gesamt	70	95,9	100,0	
Fehlend	9,00	3	4,1		
Gesamt		73	100,0		

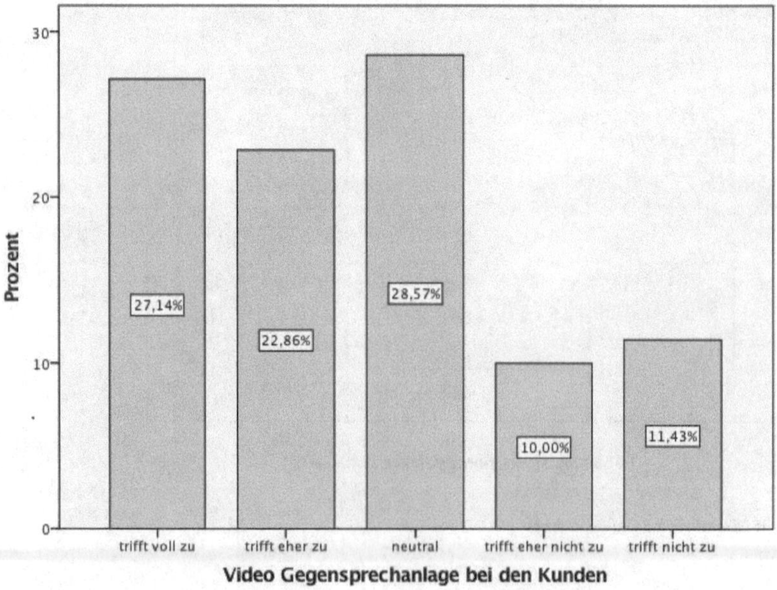

Abbildung 39: Video Gegensprechanlage bei den Kunden

t) Videokommunikation via Tablet zwischen Pflegeumfeld und pflegebedürftigen Personen

Eine interessante Auswertung in Bezug auf Videokommunikation ist in Tabelle 24 sowie in der Abbildung 40 ersichtlich. Laut 33,33 Prozent der Probanden ist die Videokommunikation in der Pflege keine Verbesserung. Nur 30,43 Prozent sprechen sich für die Videokommunikation des Pflegeumfelds aus.

Tabelle 24: Videokommunikation zwischen den Pflegeumfeld

Videokommunikation via Tablet zwischen Pflegeumfeld und pflegebedürftigen Personen

		Häufigkeit	Prozent	Gültige Prozente	Kumulierte Prozente
Gültig	trifft voll zu	7	9,6	10,1	10,1
	trifft eher zu	14	19,2	20,3	30,4
	neutral	25	34,2	36,2	66,7
	trifft eher nicht zu	11	15,1	15,9	82,6
	trifft nicht zu	12	16,4	17,4	100,0
	Gesamt	69	94,5	100,0	
Fehlend	9,00	4	5,5		
Gesamt		73	100,0		

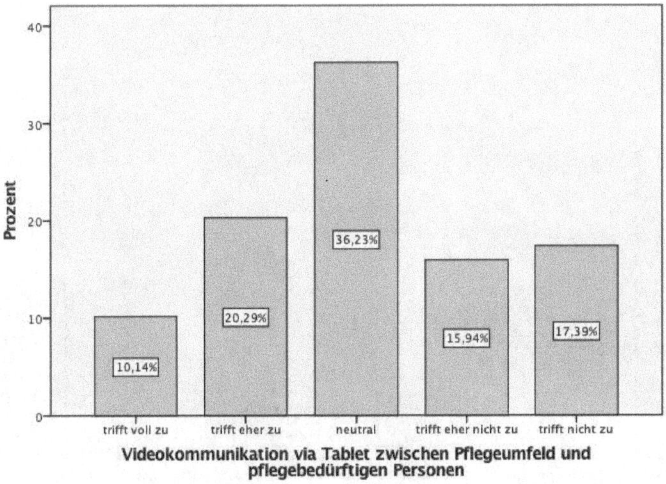

Abbildung 40: Videokommunikation zwischen den Pflegeumfeld

u) Herd mit Abschaltsystem

78,87 Prozent der Teilnehmer finden ein automatisches Abschaltsystem am Herd für sinnvoll. Tabelle 25 sowie und Abbildung 41 untersuchen ob moderne Herdsysteme eine Verbesserung darstellen. Nur 9,86 Prozent der Befragten glauben, dass ein Herd mit Abschaltsystem die Pflege nicht verbessern kann.

Tabelle 25: Herd mit Abschaltsystem

Herd mit Abschaltsystem

		Häufigkeit	Prozent	Gültige Prozente	Kumulierte Prozente
Gültig	trifft voll zu	45	61,6	63,4	63,4
	trifft eher zu	11	15,1	15,5	78,9
	neutral	8	11,0	11,3	90,1
	trifft eher nicht zu	5	6,8	7,0	97,2
	trifft nicht zu	2	2,7	2,8	100,0
	Gesamt	71	97,3	100,0	
Fehlend	9,00	2	2,7		
Gesamt		73	100,0		

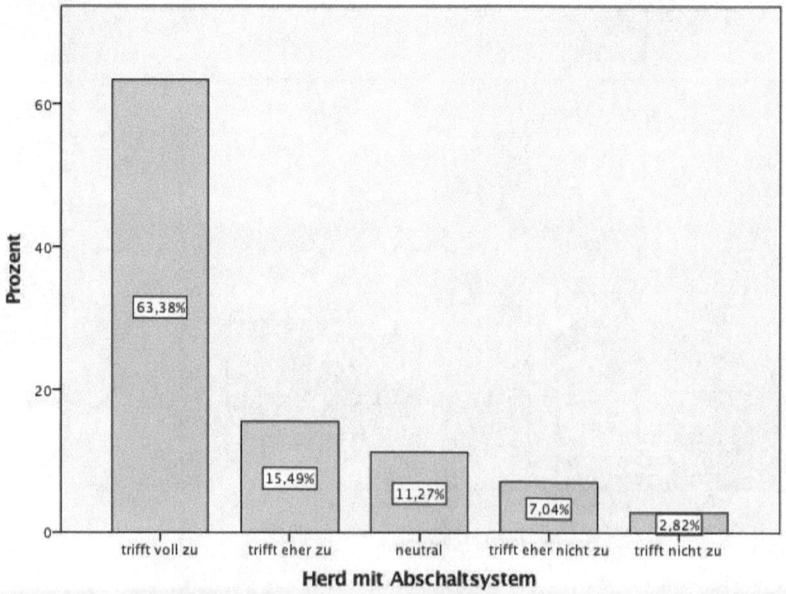

Abbildung 41: Herd mit Abschaltsystem

v) Brandmelder

83,22 Prozent der Pflegekräfte finden, dass ein Brandmelder bei den Kunden eine sinnvolle Möglichkeit wäre. Nur 4,17 Prozent sind der Meinung, dass ein intelligenter Brandmelder keine Verbesserung in der Pflege darstellt, zeigen Tabelle 26 und Abbildung 42.

Tabelle 26: Brandmelder

Brandmelder

		Häufigkeit	Prozent	Gültige Prozente	Kumulierte Prozente
Gültig	trifft voll zu	51	69,9	70,8	70,8
	trifft eher zu	9	12,3	12,5	83,3
	neutral	6	8,2	8,3	91,7
	trifft eher nicht zu	3	4,1	4,2	95,8
	trifft nicht zu	2	2,7	2,8	98,6
	11,00	1	1,4	1,4	100,0
	Gesamt	72	98,6	100,0	
Fehlend	9,00	1	1,4		
Gesamt		73	100,0		

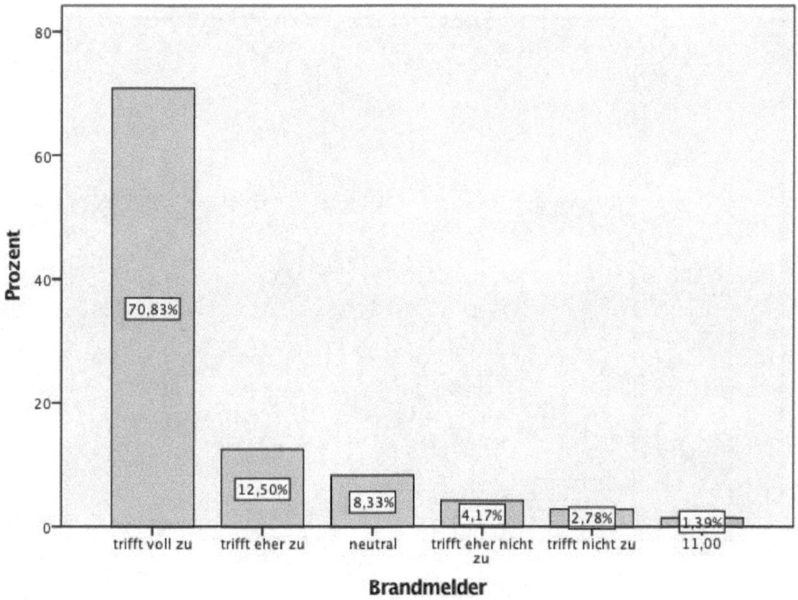

Abbildung 42: Brandmelder

w) Intelligente Sturzsensor

Tabelle 27 und Abbildung 43 veranschaulichen die Auswertung in Bezug auf Intelligente Sturzsensoren. Laut 75,71 Prozent der Probanden sind in der Pflege eine Verbesserung. Nur 7,15 Prozent sprechen sich gegen intelligente Sturzsensoren in der Pflege aus.

Tabelle 27: Intelligente Sturzsensoren

Intelligente Sturzsensor

		Häufigkeit	Prozent	Gültige Prozente	Kumulierte Prozente
Gültig	trifft voll zu	47	64,4	67,1	67,1
	trifft eher zu	6	8,2	8,6	75,7
	neutral	12	16,4	17,1	92,9
	trifft eher nicht zu	3	4,1	4,3	97,1
	trifft nicht zu	2	2,7	2,9	100,0
	Gesamt	70	95,9	100,0	
Fehlend	9,00	3	4,1		
Gesamt		73	100,0		

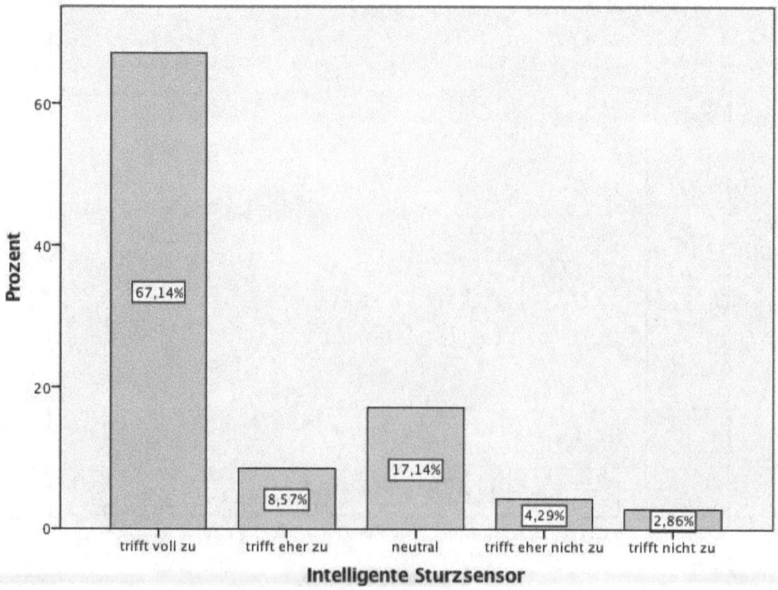

Abbildung 43: Intelligente Sturzsensoren

x) Fernöffnung bzw. Schließer der Haustüre

61,98 Prozent der Befragten sind der Meinung, Fernöffner bzw. Schließer der Haustüre wären Zukunft eine sinnvolle Möglichkeit. Keine Verbesserung der Pflege durch Fernöffner meinen 15,49 Prozent. Tabelle 28 sowie Abbildung 44 zeigen die Auswertung der Fernöffnungstechnologie.

Tabelle 28: Fernöffnung der Haustüre

Fernöffnung bzw. Schließer der Haustüre

		Häufigkeit	Prozent	Gültige Prozente	Kumulierte Prozente
Gültig	trifft voll zu	28	38,4	39,4	39,4
	trifft eher zu	16	21,9	22,5	62,0
	neutral	16	21,9	22,5	84,5
	trifft eher nicht zu	6	8,2	8,5	93,0
	trifft nicht zu	5	6,8	7,0	100,0
	Gesamt	71	97,3	100,0	
Fehlend	9,00	2	2,7		
Gesamt		73	100,0		

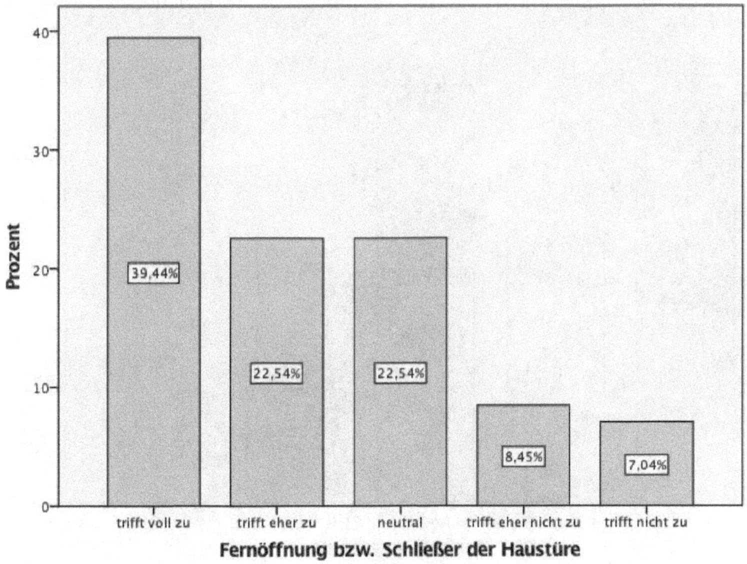

Abbildung 44: Fernöffnung der Haustüre

y) Personenortungssystem

51,51 Prozent der Pflegekräfte finden, dass ein Personenortungssystem bei den Kunden eine sinnvolle Möglichkeit wäre (s. Tabelle 29 und Abbildung 45). Nur 15,15 Prozent sind der Meinung, dass ein Personenortungssystem keine Verbesserung in der Pflege darstellt.

Tabelle 29: Personenortungssystem

Personenortungssystem

		Häufigkeit	Prozent	Gültige Prozente	Kumulierte Prozente
Gültig	trifft voll zu	20	27,4	30,3	30,3
	trifft eher zu	14	19,2	21,2	51,5
	neutral	22	30,1	33,3	84,8
	trifft eher nicht zu	6	8,2	9,1	93,9
	trifft nicht zu	4	5,5	6,1	100,0
	Gesamt	66	90,4	100,0	
Fehlend	9,00	7	9,6		
Gesamt		73	100,0		

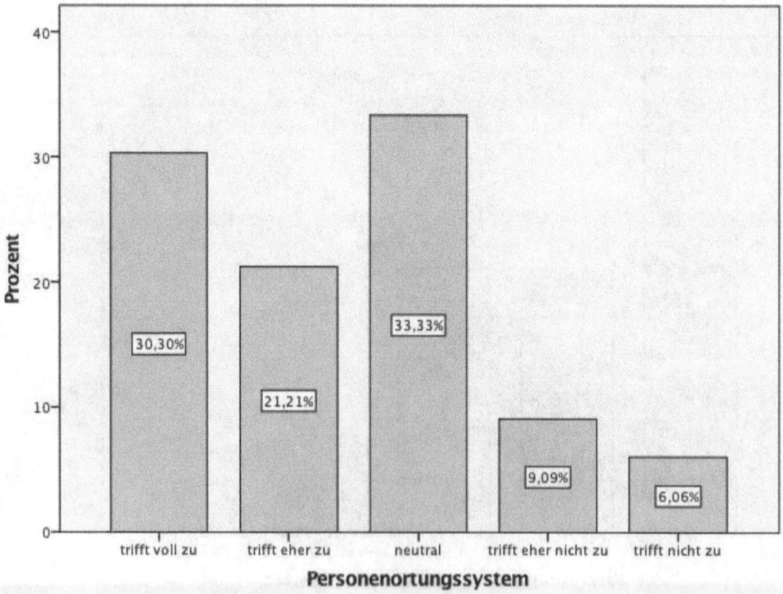

Abbildung 45: Personenortungssystem

z) Aufstehhilfe

71,83 Prozent der Befragten finden eine Aufstehhilfe im Bereich Pflege und Betreuung für sinnvoll. Tabelle 30 und Abbildung 46 zeigen die Auswertung ob moderne Aufstehsysteme aus Sicht der Pflegekräfte sinnvoll ist.

Tabelle 30: Aufstehhilfe

Aufstehhilfe

		Häufigkeit	Prozent	Gültige Prozente	Kumulierte Prozente
Gültig	trifft voll zu	34	46,6	47,9	47,9
	trifft eher zu	17	23,3	23,9	71,8
	neutral	13	17,8	18,3	90,1
	trifft eher nicht zu	4	5,5	5,6	95,8
	trifft nicht zu	3	4,1	4,2	100,0
	Gesamt	71	97,3	100,0	
Fehlend	9,00	2	2,7		
Gesamt		73	100,0		

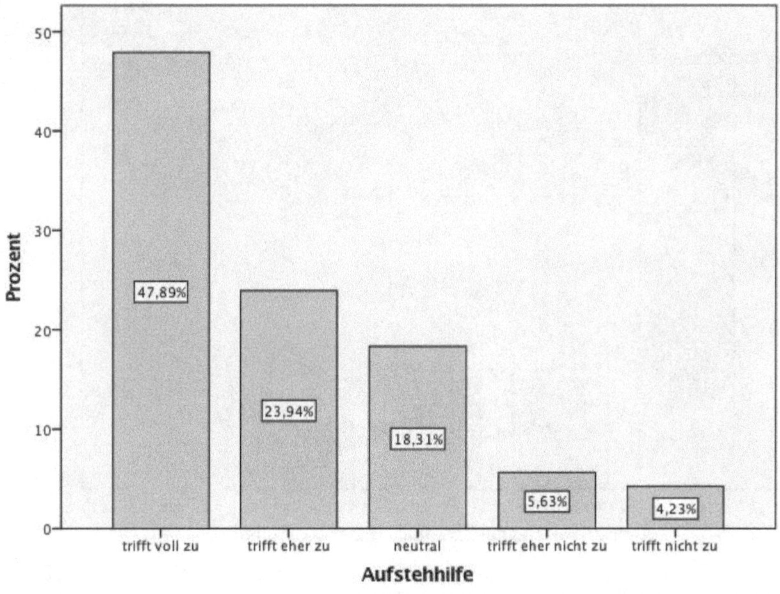

Abbildung 46: Aufstehhilfe

aa) Medikamentendispenser mit Erinnerungsfunktion

Das Verbesserungspotential in der Pflege von intelligenten Medikamentendispenser zeigt Tabelle 31 und Abbildung 47. Ein Dispenser für Medikamente mit Erinnerungsfunktion werden zu 70,84 Prozent von den Pflegekräften befürwortet.

Tabelle 31: Medikamentendispenser mit Erinnerungsfunktion

Medikamentendispenser mit Erinnerungsfunktion

		Häufigkeit	Prozent	Gültige Prozente	Kumulierte Prozente
Gültig	trifft voll zu	40	54,8	55,6	55,6
	trifft eher zu	11	15,1	15,3	70,8
	neutral	11	15,1	15,3	86,1
	trifft eher nicht zu	6	8,2	8,3	94,4
	trifft nicht zu	4	5,5	5,6	100,0
	Gesamt	72	98,6	100,0	
Fehlend	9,00	1	1,4		
Gesamt		73	100,0		

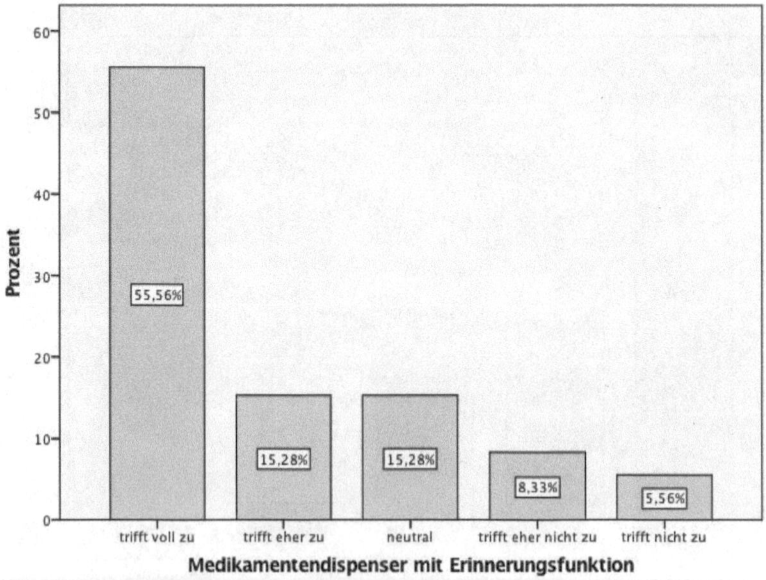

Abbildung 47: Medikamentendispenser mit Erinnerungsfunktion

bb) Lichtsteuerung

59,72 Prozent der befragten Personen sind dem Thema Lichtsteuerung positiv eingestellt wie Tabelle 32 sowie Abbildung 48 zeigen. 12,5 Prozent sind der Lichtsteuerung negativ eingestellt.

Tabelle 32: Lichtsteuerung

Lichtsteuerung

		Häufigkeit	Prozent	Gültige Prozente	Kumulierte Prozente
Gültig	trifft voll zu	34	46,6	47,2	47,2
	trifft eher zu	9	12,3	12,5	59,7
	neutral	20	27,4	27,8	87,5
	trifft eher nicht zu	4	5,5	5,6	93,1
	trifft nicht zu	5	6,8	6,9	100,0
	Gesamt	72	98,6	100,0	
Fehlend	9,00	1	1,4		
Gesamt		73	100,0		

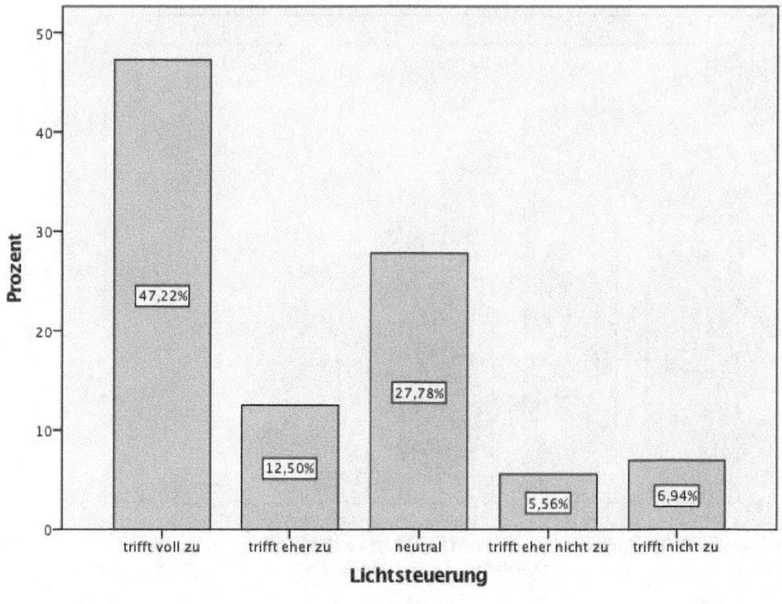

Abbildung 48: Lichtsteuerung

cc) Neue Technologien würden uns Pflegekräfte helfen, meine Aufgaben bequemer zu erledigen

In Tabelle 33 sowie in Abbildung 49 ist die Auswertung von neuen Technologien in der Pflege dargestellt. 62,5 Prozent der Pflegekräfte sind der Meinung, das neue Technologien eine Unterstützung ist, die tägliche Arbeit zu erleichtern. Nur 4,17 Prozent der Befragten sind gegen neue Technologien im Bereich Pflege und Betreuung.

Tabelle 33: Helfen neue Technologien in der Pflege

Neue Technologien würden uns Pflegekräfte helfen, meine Aufgaben bequemer zu erledigen

		Häufigkeit	Prozent	Gültige Prozente	Kumulierte Prozente
Gültig	trifft voll zu	19	26,0	26,4	26,4
	trifft eher zu	26	35,6	36,1	62,5
	neutral	24	32,9	33,3	95,8
	trifft eher nicht zu	2	2,7	2,8	98,6
	trifft nicht zu	1	1,4	1,4	100,0
	Gesamt	72	98,6	100,0	
Fehlend	9,00	1	1,4		
Gesamt		73	100,0		

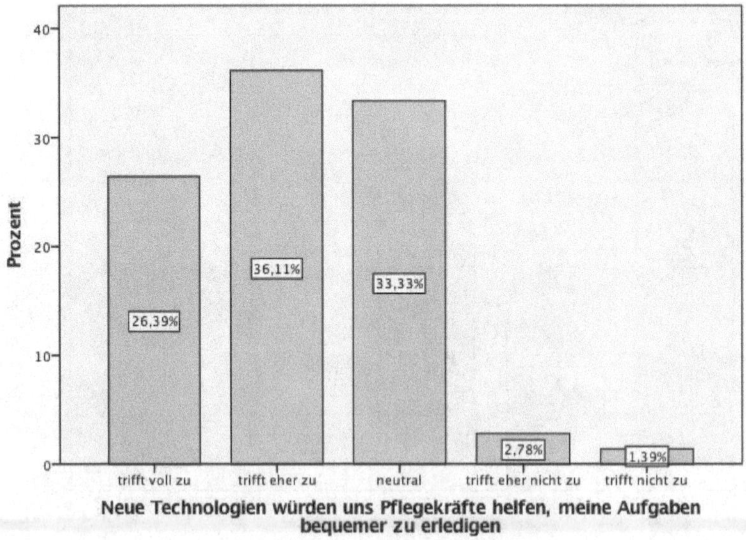

Abbildung 49: Helfen neue Technologien in der Pflege

3.1.3 Technologienvergleich mittels T-Test

Der Technologienvergleich wie in Abbildung 34 ersichtlich zeigt auf, dass moderne Brandmelder, intelligente Sturzsensoren sowie Herd mit Abschaltsystem die beliebtesten Technologien der Befragung sind.

Tabelle 34: Technologienvergleich

	Testwert = 0				
				95% Konfidenzintervall der Differenz	
	T	df	Mittlere Differenz	Untere	Obere
Video Gegensprechanlage bei den Kunden	16,411	69	2,55714	2,2463	2,8680
Videokommunikation via Tablet zwischen Pflegeumfeld und pflegebedürftigen Personen	21,214	68	3,10145	2,8097	3,3932
Herd mit Abschaltsystem	13,048	70	1,70423	1,4437	1,9647
Brandmelder	12,878	71	1,52778	1,2912	1,7643
Intelligente Sturzsensor	12,872	69	1,67143	1,4124	1,9305
Fernöffnung bzw. Schließer der Haustüre	14,875	70	2,21127	1,9148	2,5078
Personenortungssystem	16,369	65	2,39394	2,1019	2,6860
Aufstehhilfe	14,462	70	1,94366	1,6756	2,2117
Medikamentendispenser mit Erinnerungsfunktion	13,122	71	1,93056	1,6372	2,2239
Lichtsteuerung	14,238	71	2,12500	1,8274	2,4226

3.1.4 Erleichterung in der Pflege durch Smart Home Systeme

Abbildung 50 zeigt auf, dass das jüngere Personal der Volkshilfe Wien Smart Home Systeme mehr als Erleichterung in der Pflege sieht als die älteren MitarbeiterInnen.

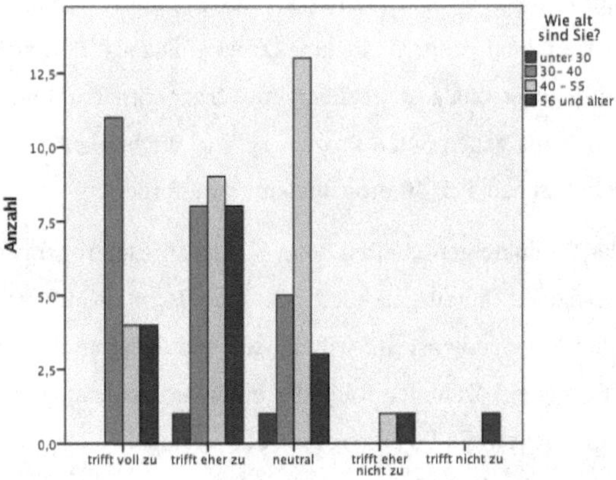

Abbildung 50: Erleichterung in der Pflege durch Smart Home Systeme

3.1.5 Zusammenfassung und Interpretation der quantitativen Untersuchung

In diesem Teil erfolgt eine Zusammenfassung sowie eine Interpretation der Ergebnisse der quantitativen Untersuchung. Der selbst erstellte Fragebogen umfasst 29 Fragen in den Bereichen Nutzen von Smart Home, Energieeffizienz, Komfort, Sicherheit und mögliche Zukunftstechnologien im Pflegebereich. Der Erhebungszeitraum der vorliegenden Studie war vom 26.03.2019 bis zum 27.03.2019. Ausgewertet wurde der Fragebogen mit dem Programm IBM SPSS Statistics, Version 23. Die Probanden sind MitarbeiterInnen der Volkshilfe Wien im Besuchsdienst, Heimhilfe und Pflegeassistenz. 83,6 Prozent der Befragten waren weiblich und 15,1 Prozent männlich. 1 Person wollte anonym bleiben und gab kein Geschlecht an. 39,44 Prozent der Befragten sind im Alter zwischen 40 und 55 Jahre. 63,38 Prozent sind über 40 Jahre und älter. Nur 3 Prozent der Befragten sind unter 30 Jahren. 51,2 Prozent der Befragten einen Maturaabschluss oder eine noch höhere Schulbildung. 19,18 Prozent haben einen Fachhochschulabschluss oder einen Universitätsabschluss.

In Bezug auf die Akzeptanz des mobile Pflege- und Betreuungspersonals gegenüber moderner Smart Home-Technologien zeigte sich, dass in Summe sind 40 Prozent des Personals mit der Technik überfordert wären. 32 Prozent wären hingegen mit der neuen Technik nicht überfordert. Außerdem konnte festgestellt werden, dass 54,93 Prozent der Teilnehmer aktuell kein Smart Home Gerät zuhause haben. 7,04 Prozent der Befragten wissen gar nicht ob Sie ein Smart Home Gerät besitzen. Positiv auffallend ist die Einschätzung der Pflegekräfte zum Thema Internet. Hier gaben 53,43 Prozent der Probanden an gute bis sehr gut Internetkenntnisse zu besitzen. Auch zur Frage „Technisch auf den neuesten Stand zu sein, ist mir wichtig" gaben 65,28 Prozent der Befragten positive Rückmeldungen. Daraus lässt sich ableiten, dass die Akzeptanz des Pflegepersonals gegenüber moderner Smart Home-Technologien widersprüchlich sind. Einerseits geben 64,28 Prozent an wie Wichtigkeit es ist auf den neuesten Stand zu sein andererseits sehen sich 40 Prozent damit überfordert.

Mit der Frage nach der Wichtigkeit der Produkteigenschaften beim Kauf von Elektrogeräten sollte den Stellenwert der Energieeffizienz herausgefunden werden. Beim Kauf von Elektrogeräten hat sich der Service und Kundendienst als wichtigste Produkteigenschaften herausstellen mit 80,59 Prozent der Befragten. Dahinter folgt die einfache Bedienung mit 79,11 Prozent der Befragten. Gleichauf mit jeweils 76,50 Prozent der Befragten belegt die Energieeffizienz sowie Zusatzinformationen bzgl. Funktionen Platz 3. Besonders interessant bei diesen 4 Fragen war, dass keiner der befragten Probanden „unwichtig" angegeben hat. Bei der Frage Service und Kundendienst wurde von keinem der Befragtem „eher unwichtig“ oder „unwichtig“ ausgewählt. Energieeffizienz ist nicht die wichtigste Produkteigenschaft beim Kauf von Elektrogeräten.

67 Prozent des mobile Pflege- und Betreuungspersonals sind der Meinung, dass vernetzte Haushaltsgeräte zukünftig an Bedeutung gewinnen werden. 41 von 73 Personen sind der Meinung, dass durch vernetzten Haushaltsgeräten viel Energie gespart werden kann. Außerdem finden 63,02 Prozent das vernetzte Haushaltsgeräte den Komfort steigern. Somit kann eine positive Einstellung in Bezug auf Energieeffizienz durch Smart Home und Komfortsteigerung festgehalten werden. Negativ eingestellt sind die Pflegekräfte zu dem Thema Sicherheit. 49 Prozent der Probanden haben Angst um Ihre persönlichen Daten, wenn Sie Smart Home Geräte nützen.

Den größten Nutzen von Smart Home sehen die 73 Personen in der Heizung mit 73,9 Prozent. Den zweitgrößten Nutzen sehen 72,5 Prozent der Befragten darin, die Sicherheit zu verbessern. Platz 3 mit 69,6 Prozent erreicht der Bereich Beleuchtung. Bei dieser Frage hat die Verschattung mit 13 Prozent am schlechtesten abgeschnitten.

Besonders 3 zukünftige Technologien konnten im Vergleich überzeugen und somit die Pflege und Betreuung durchaus verbessern. 83,22 Prozent der Pflegekräfte glauben, dass ein Brandmelder bei den Kunden eine sinnvolle Möglichkeit wäre. 78,87 Prozent der Teilnehmer finden ein automatisches Abschaltsystem am Herd eine Verbesserung wäre. Außerdem finden 75,71 Prozent der Probanden einen intelligenten Sturzsensor für eine gute Investition. Am schlechtesten hat die Videokommunikation via Tablet zwischen Pflegeumfeld und pflegebedürftigen Personen abgeschnitten. Laut 33,33 Prozent der Probanden ist die Videokommunikation in der Pflege keine Verbesserung.

Die Auswertung des Fragebogens ergab einen guten Einblick in die Sicht des Pflegepersonals. Wie in Abbildung 50 ersichtlich, können besonders Personen unter 40 Jahren können sich eine Erleichterung durch Smart Home Systeme gut vorstellen. 62,5 Prozent der Pflegekräfte sind der Meinung, dass neue Technologien eine Unterstützung sind und tägliche Arbeit erleichtern. Nur 4,17 Prozent der Befragten sind gegen neue Technologien im Bereich Pflege und Betreuung.

3.2 Qualitative Untersuchung

Dieser Abschnitt der Masterarbeit stellt die Durchführung der Führungskräfteinterviews mit leitfadengestützten halboffenen Fragestellungen dar. Der Leitfaden zum Interview kann im Anhang (s. Anhang A.3) eingesehen werden.

3.2.1 Methodik

Nachfolgend wird auf die Forschungsmethodik näher eingegangen und die Erhebung der Daten sowie die Datenauswertung dargestellt, bevor anschließend die Ergebnisse der Experteninterviews nach dem Kategorienschema dargelegt werden.

3.2.2 Datenerhebung

Die Durchführung der Interviews erfolgte vom 15. April bis 30. April 2019 und die Interviews fanden allesamt in Wien statt. Im Durchschnitt lag die Gesprächsdauer bei 35 Minuten. Die Auswahl der verschiedenen Führungskräfte war mit unterschiedlichen Sichtweisen und dem sogenannten 360-Grad-Blick darzustellen. Neben der Geschäftsführerin der Volkshilfe Wien sind Personen aus dem Qualitätsmanagement, Innovationsmanagement sowie vier Führungskräfte aus dem Bereich Pflege und Betreuung der Volkshilfe Wien wie Tabelle 35 aufzeigt. Die Fachpersonen wurden per E-Mail angeschrieben (s. A.2 Anschreiben) und es wurde versucht zeitnah einen Termin zu bekommen.

Bei einem Experteninterview findet ein Gespräch zwischen einem fachlichen Experten und einem Forschenden statt. Der Experte weist eine außergewöhnliche Expertise im Bereich des Forschungsgegenstandes auf. Der Befragende sollte Grundkenntnisse aufweisen, um den Experten inhaltlich folgen zu können (Lamnek, 2010).

Im Rahmen einer kurzen Vorstellungs- und Einstiegsphase bei der Befragung wurde eine angenehme Gesprächsatmosphäre erzeugt. Zu Beginn des Interviews erfolgte eine Aufklärung über das Vorgehen und den Ablauf des Gespräches. Die Begutachtung und Auswertung des Gesprächs wurde nach Mayrings inhaltsanalytischem Ablaufmodell durchgeführt. Das grundlegendste Gedankengut soll nach Vereinfachung und Kürzung übrigbleiben (Mayring, 2010).

Tabelle 35: Aufteilung der Führungskräftegruppe

Aufteilung der Führungskräftegruppe (n=8)		
Geschlecht	männlich	**3**
	weiblich	**5**
Beruflicher Hintergrund	Qualitätsmanagement Mag., 18 Jahre im Beruf tätig Mag., 10 Jahre, Abteilungsleiter	**2**
	Gebietsleitung, Pflege & Betreuung MBA., 4 Jahre in der Position	**1**
	Pflegedienstleitung, Pflege & Betreuung Mag., 3 Jahre in der Position	**1**
	Fachbereichsleitung Pflege DPKG., 20 Jahre im Beruf tätig	**1**
	Fachbereichsleitung Organisation 20 Jahre im Beruf tätig	**1**
	Innovationsmanagement Mag, MBA, 15 Jahre im Beruf tätig	**1**
	Geschäftsführerin Mag, 3 Monat in der Position tätig	**1**

Alle geplanten Interviews wurden leitfadengestützt organisiert. Die qualitative Untersuchung basiert hauptsächlich auf den auffälligsten Ergebnissen der quantitativen Erhebung. Der Leitfaden setzt sich aus Fragen zur Perspektive der Akzeptanz des mobilen Pflegepersonals gegenüber neuen Technologien, zukünftige Technologien und Zukunftsfrage bezüglich Smart Home der Volkshilfe Wien sowie der Schlüsselfrage Können Smart Home Systeme in Zukunft die Arbeit in der Pflege erleichtern, zusammen.

Außerdem erfolgte die Durchführung eines Pretests, um den Fragebogen zur Absicherung auf Verständlichkeit und Anwendbarkeit zu prüfen. Dieses Gespräch erfolgte mit dem Qualitätsmanagement der Volkshilfe Wien. Das Probeinterview, welches ebenfalls in die Ergebnisauswertung eingeflossen ist, ist für sehr gut befunden worden und somit für die Beantwortung der Forschungsfrage geeignet. Lediglich zwei Adaptierungen sind nachfolgend im Gesprächsleitfaden vorgenommen worden. Bei den ersten beiden Fragen ist je eine Unterfrage gestrichen worden. Der fertige Leitfaden, welcher für die geführten Interviews herangezogen wurde, kann im Anhang eingesehen werden. (s. Anhang A.3)

3.2.3 Datenauswertung

Die Interviews sind alle mittels Sprachmemo am Handy aufgezeichnet worden und wurden danach wörtlich transkribiert. Zusätzlich wurden die vorhandenen Daten anonymisiert, sodass kein Rückschluss auf die jeweiligen Experten gezogen werden kann. Mittels eines Kategorienschemas wurden die Interviewdaten ausgewertet. Das Schema basiert auf der Grundlage des Leitfadens wie in Tabelle 36 nachfolgend ersichtlich. Wie im Leitfaden gliedert sich das Kategorienschema in 4 Hauptkategorien, das in mehrere Unterfragen unterteilt ist. In der rechten Tabellenspalte der jeweiligen Kategorie dieses Schemas (s. auch Anhang A.4) wurde eine Gesamtkategorisierung zu den Aussagen aller Interviewer vorgenommen, welche letztlich die Grundlage für die Ergebnisdarstellung und Interpretation in Kapitel 4.2.4 bildete.

Sowohl die Gesamtkategorisierung, wie auch die vollständige Transkription finden sich auf der CD im Anhang A.7 und liegen auf Anfrage bei dem Autor zur Einsicht auf.

Tabelle 36: Kategorienschema für die Auswertung der leitfadengestützten Führungskräfteinterviews

Kategorie 1	**Aussagen über**
Akzeptanz des mobile Pflegepersonals gegenüber neuen Technologien	Glauben Sie, werden vernetzte Haushaltsgeräte zukünftig an Bedeutung gewinnen? Wird sich die Akzeptanz des Personals verbessern?
Kategorie 2	**Aussagen über**
Steigerung der Betreuungsqualität, Energieeffizienz, Komfort, Sicherheit,	Kann durch Smart Home-Systemen die Betreuungsqualität gesteigert werden? Kann durch Smart Home-Systeme Energieeffizienz, Komfort, Sicherheit verbessert werden?
Kategorie 3	**Aussagen über**
Zukünftige Technologien	Können Sie sich vorstellen Smart Home Systeme in die Betreuung zu integrieren? Wenn Ja, welche? Am schlechtesten hat die Videokommunikation via Tablet zwischen Pflegeumfeld und pflegebedürftigen Personen abgeschnitten. Können Sie sich das erklären?
Kategorie 4 (Schlüsselfrage)	**Aussagen über**
Smart Home in der Pflege	Können Smart Home Systeme in Zukunft die Arbeit in der Pflege erleichtern? Würde es sich aus Sicht der Volkshilfe Wien lohnen auf Smart Home-Technologien zu setzen?

3.2.4 Ergebnisdarstellung der Führungskräfteinterviews und Interpretation

Nachstehend werden die Ergebnisse der Expertenbefragung pro Kategorie ausgeführt und wörtliche Zitate werden die Aussagen der Experten bestärken. Die Ausführungen der Interviews werden anonymisiert dargestellt. Die Identifikationsnummer der Führungskraft wird mit römischer Ziffer im Quellenverweis angegeben.

a) Akzeptanz des mobilen Pflegepersonals gegenüber neuen Technologien

Die Beurteilung der Akzeptanz der verschiedenen Smart Home Technologien zeigt, dass es mehrere Möglichkeiten gibt die Akzeptanz zu verbessern. Durch mehrmaliges testen der Smart Home Produkte, könnten Heimhilfen die dazugehörigen Vorteile erkennen. [VI]

Man könnte die Akzeptanz erhöhen, indem man den MitarbeiterInnen die Möglichkeit gibt, zu guten Konditionen in privaten Bereich zu nutzen. [V]
Wenn sich MitarbeiterInnen Zuhause mit Smart Home-Technologien beschäftigen, ist der Zugang ein anderer. [II]

> „Das Pflegepersonal hat vielleicht Angst davor von Smart Home Robotern ersetzt zu werden". [VIII]
>
> „Durch Maßnahmen wie Schulungen ist es durchaus möglich, die Akzeptanz zu verbessern". [I]

Die teilweise Überforderung des Personals, die in den Ergebnissen der quantitativen Untersuchung ersichtlich sind, widerspricht sich. Einerseits geben 64,28 Prozent an wie Wichtigkeit es ist auf den neuesten Stand zu sein andererseits sehen sich 40 Prozent damit überfordert. Gründe für die Überforderung des Pflegepersonals sind sehr unterschiedlich: In Bezug auf die Akzeptanz von SHS sollte man die Berufsgruppen unterscheiden, ob diplomiertes Personal, Pflegeassistenz, Heimhilfe oder Besuchsdienst handelt. [II]
Distanz zur Technik, Angst vor neuen Technologien, Zwang zur Weiterbildung und Angst vor Fehlern können Gründe sein, dass 40 Prozent des Personals mit der Technik überfordert sind. [II]

Viele Führungskräfte erwähnten im Interview, dass Smart Home Geräte derzeit noch Probleme hinsichtlich Störungen und Wartung besitzen. Smart Home Technologien sind noch nicht selbstverständlich, werden aber zunehmend an Bedeutung gewinnen. Außerdem konnte festgestellt werden, dass 54,93 Prozent der Teilnehmer aktuell kein Smart Home Gerät zuhause haben. 7,04 Prozent der Befragten wissen gar nicht ob Sie ein Smart Home Gerät besitzen.

Smart Home Betreuung wird vielleicht nicht für jeden leistbar sein. Die intelligenten Geräte sind teilweise noch anfällig für Störungen und die Wartung der Geräte ist meiner Meinung noch unklar. [I]

> „Neue Technologien sind gut und schön, aber die persönliche Betreuung muss sehr gut sein". [I]
>
> „Grundsätzlich finde ich die Entwicklung der SHS positiv". [II]
>
> Der Begriff „Smart Home" ist noch nicht in aller Munde. [II]
>
> Menschen brauchen Menschen. [VII]
>
> „Es ist verständlich, dass viele Heimhilfen kritisch gegenüber Smart Home sind, da sie es nicht kennen". [I]

Der soziale Auftrag muss sich in den Technologien auch widerspiegeln. Es darf nicht alles automatisiert sein. Es muss noch ausreichend Möglichkeiten geben sich als Pflegekraft einzubringen. [VIII]

> „Die MitarbeiterInnen haben damit eine Arbeitsentlastung und somit mehr Zeit für die Betreuung". [IV]
>
> „SHT ist eine unterstützende Maßnahme, der Faktor Mensch steht weiterhin im Vordergrund". [IV]
>
> Eine größere Betreuungssicherheit und engere Kundenbindung kann mit der Digitalisierung erreicht werden. [VII]
>
> „Es schafft ganz andere Möglichkeiten, in Kommunikation zu treten!" [V]
>
> „Die SHT wird absolut an Bedeutung gewinnen". [VI]
>
> „Der Wunsch des Personals ist es, mit Menschen zu arbeiten". [VIII]
>
> „Die Technologie selbst darf nicht im Mittelpunkt stehen". [VIII]

Digitalisierung ist ein Tool um die Arbeit der Pflegekräfte zu erleichtern, genauer zu machen und verbessern. [VII]

Eine eindeutige Meinung in Bezug auf die Akzeptanz von jüngerem Pflegepersonal gegenüber SHT konnte herausgefunden werden.

Smart Home Produkte sollten leicht in der Handhabung und selbsterklärend sein. Besonders große Schriften wären von Vorteil, wenig Hilfe bei den Einstellungen und am besten fertig eingestellt geliefert [III]

> „Generell wird es für jüngere Einsatzkräfte einfacher sein, weil Sie im Computerzeitalter aufgewachsen sind". [II]
>
> „Auch immer mehr ältere Personen beschäftigen sich auf spielerischer Weise mit den neuen Technologien". [III]
>
> „Das jüngere Personal ist smarter Technologie offener, das ältere Personal hingegen hat einen Aufholbedarf". [IV]
>
> „Bei jüngeren Leuten ist die Akzeptanz gegenüber Smart Home Systemen selbstverständlich". [VIII]

b) Steigerung der Betreuungsqualität, Energieeffizienz, Komfort, Sicherheit

Ein Großteil der Führungskräfte ist der Meinung, dass eine Smart Home Betreuung die Betreuung in der Pflege unterstützt und es durchaus möglich ist zusätzliche Leistungen anzubieten. Die Energieeffizienz ist vorhanden, aber wie in der quantitativen Untersuchung zweitrangig.

Energie Einsparungspotenzial ist vorhanden, davon bin ich überzeugt. Eine Regelung der Temperatur durch das Personal kann ich mir aufgrund der Haftungsfragen derzeit nicht vorstellen. [II]

Smart Home Geräte steigern die Energieeffizienz damit, dass alle älteren A-Klasse Geräte vor 10 Jahren dadurch ersetzt werden. [III]

Vorstellbar wäre anstelle der aktuellen PDA-Betreuung eine Kombination mit einem smarten Tablet bei dem Kunden. [I]

> „Die Regulierung im Bereich der Heizung durch Smart Home Systeme ist State of the Art". [V]
>
> „Smart Home soll nicht die Betreuung ersetzten, sondern unterstützen". [III]
>
> „Die Smart Home Geräte müssen robust sein, wasserfest, und ein großes Display". [III]
>
> „Die „Face to Face" Betreuung muss da sein, zusätzlich könnte man Smart Home Leistungen anbieten". [I]

„Kein Smart Home System kann eine Pflege und Betreuung ersetzten. Kein Smart Home System kann Menschen ersetzten“. [III]

In Bezug auf Demenz sehen die Führungskräfte viel Potenzial, das immer mehr Personen anfällig sind, ohne Orientierung die eigne Wohnung verlassen oder vergessen die Türe abzuschließen. Immer mehr Menschen vereinsamen und bekommen alle Formen von Demenz. Die neuen Technologien zum Erinnern, beispielsweise zum Abschalten der Herdplatte, wenn die Temperatur zu kalt ist oder die Tür nicht abgeschlossen ist eine drastische Qualitätsverbesserung. [V]
Für Menschen, die an Demenz erkrankt sind und nicht mehr wissen, wohin sie gehen oder für demenzkranke Menschen, die von der Wohnung weglaufen und orientierungslos sind, ist eine smarte Lösung notwendig. [I]
Die Überwachung ältere Personen durch smarte Kameras ist ein Eingriff in die persönliche Freiheit. Inwieweit verbessert sich nur das Sicherheitsgefühl der Angehörigen und der Gesellschaft. [VI]
Ein smartes Türschloss könnte den aktuellen Schlüsselsafe ablösen und damit die Sicherheit der Kunden steigern. Es könnte effizienter reagieren und individuell Mitarbeitern freigeschaltet werden. Es muss gewährleistet sein, dass nicht jede Person einen Zugang zu Wohnungen hat. [II]

„Entscheidend wird sein, wie schnell jemand im Notfall vor Ort sein kann“. [I]
„Bei Kunden mit kognitiven Einschränkungen ist ein Ortungssystem sinnvoll“. [IV]
Mit dem elektronischen Türschloss „Nuki“ ist es mittlerweile schon möglich, dass Angehörige im Notfall über das Handy das Schloss von der Ferne öffnen können. [VI]
Leider gibt es noch Fehlerquellen mit den Smart Home Geräten. [III]
„Jede Alarmanlage und jedes Passwort kann gehackt werden“. [VI]
Ein Schlüsselsafe zeigt Dieben, dass eine hilfsbedürftige Person hinter der Tür ist. [VI]

Eine Steigerung der Betreuungsqualität sehen die Führungskräfte in der Dokumentation sowie im Informationsaustausch des Pflegeumfelds. Voranging nützen Smart Home Gerät in der Kommunikation, damit die Dokumentation verbessert wird und die Informationsweitergabe erleichtert. [III]

Mit Smart Home-Technologien lassen sich Vorteile für das lukrieren Beispielswiese in Bezug auf Dokumentation oder Sicherheit an den Objekten. [II]

> „Ob die Qualität an der Betreuung an Sich gesteigert werden kann, ist fraglich". [III]

> „Sinnvoll wäre an Tablet direkt beim Kunden um Informationen weiterzugeben und zu bekommen. Damit die Kundin und Angehörigen rechtzeitig Bescheid wissen, ob die Pflegekraft sich 10 Minuten verspätet oder 10 Minuten früher eintrifft". [III]

Am schlechtesten hat die Videokommunikation via Tablet zwischen Pflegeumfeld und pflegebedürftigen Personen abgeschnitten. Ganz anders sehen die Führungskräfte die Videotelefonie. Eine besondere Möglichkeit der modernen Technik mit den Familienangehörigen oder den Enkelkindern in Kontakt zu bleiben bietet die Videotelefonie via Tablet, mit der Tochter zu chatten, Fotos von letzten Urlauben anzusehen oder zu senden. [III]

Wenn Besuch aus einem fremdsprachigen Land kommt, ist mit einem Tablet und einem Übersetzungstool möglich zu kommunizieren. [V]

Unsere Wohneinrichtungen der Volkshilfe haben WLAN und Netflix. 50 Prozent der Senioren in den Einrichtungen der Volkshilfe nützen das Internet. [VI]

Smart Home muss so eingesetzt werden, dass Sie einen Nutzen bringen für die Pflegekräfte und Angehörige. [VII]

> „In Kombination einer Heimhilfe oder Unterstützungsperson kann es sehr gut funktionieren". [III]
>
> „Meine 93-jährige Großmutter hat letztes Jahr mit mir Video telefoniert". [VI]
>
> „Die Generation y wird im hohen Alter enorm abhängig sein von der smarten Technologie". [V]
>
> „Individuelle Settings sind notwendig für genau den Menschen und seiner Familie". [V]
>
> „Im Alltag ist Smart Home im jeden Fall etwas Großartiges". [VIII]
>
> „Das Betreuungskonzept der Mix aus persönlicher Beziehung und technischen Unterstützung ist entscheiden für die Qualität am Kunden". [VIII]
>
> „Die Pflege und Betreuung braucht die persönliche Betreuung". [VIII]

c) Zukünftige Technologien

Die qualitative Untersuchung ergab eine positive Zustimmung Smart Home Systeme in die Betreuung zu integrieren. Besonders die 3 Technologien Brandmelder, Herdmelder sowie den Sturzmelder die in der quantitativen Untersuchung ganz vorne waren. Auch Übersetzungstools und Videokommunikation sehen die Führungskräfte in Zukunft in die Betreuung integriert. Auffällig ist in Bezug auf SHT die kritische Meinung zum Thema Datenschutz und Störanfälligkeit. Smarte Brandmelder, automatische Abschaltsysteme am Herd sowie intelligente Sturzsensoren haben sehr viel Potenzial für die Zukunft in der Pflege. [I]

Entscheidend wird sein, wie man die Fehlerquellen ausschalten kann. Durch Lichteinfall durchs Fenster werden beispielsweise noch Sensoren aktiv. [I]

Bestes Beispiel für moderne Technologien im Gesundheitsbereich ist das österreichische Start-up-Unternehmen „mySugr“. Mithilfe einer App können sich Blutzuckermessgeräte mit der App verbinden und die Messungen übertragen. [I]

Im mehrsprachigen Bereich weiß man, dass Tablets als Übersetzungshilfen verwendet werden können. [I]

Ältere Sturzmatten sind nicht mehr zeitgemäß, moderne Sturzmelder werden mit Bewegungsmelder, Lichtschranken, Sensoren oder Infrarot die Pflege erleichtern. [II]

Entscheidend mit dem Umgang von Tablets wird sein, wie geistig aktiv die jeweilige Person ist. Wenn Kunden permanent einen Notruf absetzen, wird's schwierig. [II]

> „Im ländlichen Bereich werden Smart Home-Technologien sehr viel Anfahrtszeit und Kosten ersparen“. [I]
>
> „Bei jeder einzelnen Anwendung muss man die möglichen Fehlerquellen beobachten und bei Überforderung des Kunden achten“. [I]
>
> „Brandmelder sind nicht so Kostenintensiv“. [II]
>
> „Pilotprojekte mit Sturzmelder aber auch anderen Smart Home Systeme müssten in der Pflege und Betreuung gestartet werden“. [VIII]
>
> „Vorstellbar wäre über Tablet den Arzt und Angehörige zu kontaktieren“. [II]

„Der Datenschutz ist momentan in Smart Home Geräten noch ein zu sensibles Thema um als Volkshilfe Wien zu werben". [VIII]

„Prinzipiell sind Brandmelder, Herdmelder oder Sturzsensoren am meisten bekannt, genutzt und man kann Sie am leichtesten verkaufen". [III]

Da Kunden in der Branche oft abgängig sind, hätten Ortungssysteme einen großen Nutzen in der Pflege und Betreuung. Vorsicht geboten ist beim Arm- oder Sicherheitsband, da ältere Personen Bänder herunterschneiden oder ablegen. [II]

Videotelefonie steigert die Lebensqualität enorm, da man die Tochter oder Enkelkind statt wie bisher einmal im Jahr jede Woche sehen. [III]

Eine Videokommunikation mit Tablet zwischen Kunden und Pflegeumfeld ist denkbar, wenn der Kunde eine gewisse Affinität zur Technik hat. Es gibt auf jeden Fall Kunden, die mit der neuen Technik gar nicht akzeptieren. [I]

„Beispielsweise kann man mit Videokommunikation einen Arzt oder Angehörigen in eine Unterhaltung einbinden". [VIII]

„Die Videokommunikation und der Mix aus Mensch und Technik wird zukünftig an Bedeutung gewinnen". [VIII]

„Evaluationen als Begleitung für Smart Home Technologien sind notwendig". [VIII]

„Smart Home öffnet in der Pflege und Betreuung den Bereich Public Health". [VIII]

d) Smart Home in der Pflege

Die Ergebnisse der Untersuchung zeigen auf, dass Smart Home Systeme in Zukunft die Arbeit in der Pflege erleichtern. Eine Smart Home Beratung wäre für viele Führungskräfte in der Pflege und Betreuung vorstellbar. Pflegeorganisationen können Smart Home Kooperationspartner finden und den Kunden individuell anbieten. Ja, Smart Home Systeme können in Zukunft die Pflege erleichtern. Vorstellbar wäre zu Beginn Technologien im niederschwelligen Bereich wie beispielsweise Blutdruck Messung, Blutzucker, Schrittzähler, korrekte Atmung, Körpergewicht Regulierung, Anti Demenz oder Fit Check. Wir nutzen smarte Technologie täglich für alles Mögliche. [I]

Bei dem richtigen Smart Home Produkt kann ich mir die Volkshilfe Wien gut als Kooperationspartner vorstellen. Die Finanzierung muss noch geklärt werden. [I]

> „Smart Home Produkte müssen sehr individuell an den Kunden angepasst werden“. [I]
>
> „Besonders die Kühlung von Smart Home Technologien in den Großstädten revolutionieren“. [I]
>
> „Da ältere Personen nur mehr selten die Wohnung verlassen können, wird die Air Kondition besonders an Bedeutung gewinnen“. [I]
>
> „Schönere Betreuungsmomente können geschaffen werden durch SH. Beispielsweise können ergänzend zu Weihnachten Weihnachtslieder abgespielt werden“. [III]
>
> „Smarte Home Technologien dienen in Zukunft in erster Linie als Unterstützung“. [IV]
>
> „Ein Tablet könne als Informationsaustausch zwischen Angehörigen und Pflegekräfte verbessern“. [V]
>
> „Smart Home Technologie wird die Pflege und Betreuung verändern. Besonders die Beratung wird im Vordergrund stehen“. [VI]

Smart Home-Technologien bietet auch in der Pflege und Betreuung Einsparungen aller beteiligten Personen, damit pflegebedürftige Menschen besser und intensiver betreut werden. [II]

Die Volkshilfe Wien könnte hier eine Vorreiterrolle einnehmen, denn auch die MitarbeiterInnen im Außendienst würden davon profitieren. [II]

Durch AAL – Produkte eröffnet sich ein neuer Geschäftsbereich neben der Palliativ Beratung oder dem Reparaturdienst. Ein Smart Home Berater ist vorstellbar, der Kunden individuelle AAL- Produkte näherbringt. [VII]
Wir können in der Pflege zu keiner der Technologien „Nein“ sagen. [V]

Ein langsames heranführen und einen Vertrauensaufbau von den verschiedenen Technologien auf Kundenseite als auch von MitarbeiterInnenseite ist wesentlich. [VIII]

Die Technik muss so entwickelt und angepasst werden, sodass der Mensch in Mittelpunkt steht in Verbindung mit den Technologien. [VIII]

3.2.5 Reflexion über die Ergebnisse der empirischen Daten

In Bezug auf die Akzeptanz des mobilen Pflegepersonals gegenüber neuen Technologien sind die empirischen Erhebungen widersprüchlich. Die quantitative Untersuchung mittels Fragebogen zeigte, dass in Summe sind 40 Prozent des Personals mit der Technik überfordert wären. Außerdem konnte festgestellt werden, dass 54,93 Prozent der Teilnehmer aktuell kein Smart Home Gerät zuhause haben. 7,04 Prozent der Befragten wissen gar nicht ob Sie ein Smart Home Gerät besitzen. Positiv auffallend bei der Auswertung des Fragebogens ist, dass 53,43 Prozent der Probanden angab gute bis sehr gut Internetkenntnisse zu besitzen. Auch zur Frage „Technisch auf den neuesten Stand zu sein, ist mir wichtig" gaben 65,28 Prozent der Befragten positive Rückmeldungen. Daraus lässt sich ableiten das die Akzeptanz des Pflegepersonals gegenüber moderner Smart Home-Technologien einerseits die Bereitschaft und das Interesse an etwas Neuen vorhanden wäre, andererseits sehen sich 40 Prozent des Pflegepersonals derzeit damit überfordert. Aus den Führungskräfteinterviews wird ersichtlich, dass ein Verständnis für die Überforderung des Pflegepersonals vorhanden ist. Eine gewisse Distanz zur Technik, Angst vor neuen Technologien, Zwang zur Weiterbildung und Unsicherheit können Gründe sein, dass 40 Prozent des Personals mit der Technik überfordert sind. Der soziale Auftrag muss sich in den Technologien auch widerspiegeln. Es darf nicht alles automatisiert sein, sondern es muss noch genug Möglichkeiten geben sich als Profession als Pflegekraft einzubringen. Durch Fortbildungsmaßnahmen ist es durchaus möglich, die Akzeptanz zu verbessern. Durch mehrmaliges testen der Smart Home Produkte, könnten Heimhilfen die dazugehörigen Vorteile erkennen. Man könnte die Akzeptanz erhöhen, indem man den Mitarbeitern die Möglichkeit gibt, zu guten Konditionen in privaten Bereich zu nutzen. Wenn sich MitarbeiterInnen Zuhause mit Smart Home-Technologien beschäftigen, ist der Zugang ein anderer. Generell wird es für jüngere Einsatzkräfte einfacher sein, weil Sie im Computerzeitalter aufgewachsen sind. Smart Home Produkte sollten leicht in der Handhabung und selbsterklärend sein. Besonders große Schriften wären von Vorteil, wenig Hilfe bei den Einstellungen und am besten fertig eingestellt geliefert. Die MitarbeiterInnen haben damit eine Arbeitsentlastung und somit mehr Zeit für die Betreuung. Smart Home Technologie ist eine unterstützende Maßnahme, der Faktor Mensch steht weiterhin im Vordergrund. Es schafft ganz andere Möglichkeiten, in

Kommunikation zu treten. 75 Prozent von Österreich werden nach wie vor von pflegenden Angehörigen betreut. Zielgruppe von Smart Home sind nicht nur die Pflegeorganisationen, sondern eigentlich die pflegenden Angehörigen.

Im Bereich der Energieeffizienz zeichnet sich eine Übereinstimmung zwischen den Ergebnissen der qualitativen Erhebung und dem theoretischen Teil ab. Im Literaturteil konnte herausgefunden werden, dass das größte Einsparpotenzial in der Steuerung der Heizung liegt. Besonders durch eine zeitgesteuerte Temperaturregelung und automatisches Drosseln beim Fensteröffnen kann man in Räumen ohne Komfortverlust viel sparen. Einsparungen bis zu 30 Prozent sind mit Smart Home Systeme möglich. Gelungen ist dieses Ergebnis nur, da sich die Bewohner beziehungsweise Nutzer intensiv mit der Smart Home Steuerung beschäftigen. Mit Smart Home steigert man das Sicherheitsgefühl und den Komfort und reduziert gleichzeitig jede Menge an lästigen Handgriffen. 77 Prozent für Heizenergie benötigt wird, 9 Prozent für Haushaltsgeräte und nur 2 Prozent für die Beleuchtung. Die Heizung, Kühlung, Klimatisierung von Wohnungen oder Gebäuden trägt wesentlich zum Energieverbrauch bei. Alleine durch 1°C Temperatur Reduzierung ist es möglich 8 Prozent Kosten beim Heizen zu sparen. Die quantitative Untersuchung ergab ebenfalls den größten Nutzen von Smart Home in der Heizung mit 73,9 Prozent aller Befragten. 41 Personen von 73 sind der Meinung, dass durch vernetzten Haushaltsgeräten viel Energie gespart werden kann. Beim Kauf von Elektrogeräten sind nur 37,50 Prozent der Befragten die Energieeffizienz sehr wichtig. 76,56 Prozent der Befragten wählten „wichtig" oder „sehr wichtig" in Bezug auf die Energieeffizienz. Außerdem finden 63,02 Prozent das vernetzte Haushaltsgeräte den Komfort steigern. Des weiteren konnte bei dem Führungskräfteinterview in Erfahrung gebracht werden, dass Energie Einsparungspotenzial vorhanden ist. Eine Regelung der Temperatur durch das Personal ist aufgrund der Haftungsfragen derzeit nicht vorstellbar. Smart Home Geräte steigern die Energieeffizienz damit, dass alle älteren A-Klasse Geräte vor 10 Jahren dadurch ersetzt werden. Somit kann eine positive Einstellung in Bezug auf Energieeffizienz durch Smart Home und Komfortsteigerung festgehalten werden.

Auch in der Frage zur Steigerung der Betreuungsqualität stimmt der empirische mit dem theoretischen Teil überein. Die Umstellung der Dokumentation in dem Bereich

Pflege & Betreuung von Papierform in elektronische Form war ein wichtiger Meilenstein die Qualität der Betreuung zu verbessern. Den Pflegekräften wird der Zeitdruck bei den Kunden bzw. Bewohner genommen und können sich so mehr um die Bedürfnisse und Wünsche kümmern als um zeitaufwendige Dokumentation. Vorstellbar wäre anstelle der aktuellen PDA-Betreuung eine Kombination mit einem smarten Tablet bei dem Kunden. Smart Home soll nicht die Betreuung ersetzten, sondern unterstützen. Die „Face to Face" Betreuung muss da sein, zusätzlich könnte man Smart Home Leistungen anbieten. Immer mehr Menschen vereinsamen und bekommen alle Formen von Demenz. Die neuen Technologien zum Erinnern, beispielsweise zum Abschalten der Herdplatte, wenn die Temperatur zu kalt ist oder die Tür nicht abgeschlossen ist eine drastische Qualitätsverbesserung. Voranging nützen Smart Home Gerät in der Kommunikation, damit die Dokumentation verbessert wird und die Informationsweitergabe erleichtert. Sinnvoll wäre an Tablet direkt beim Kunden um Informationen weiterzugeben und zu bekommen. Damit die Kundin und Angehörigen rechtzeitig Bescheid wissen, ob die Pflegekraft sich 10 Minuten verspätet oder 10 Minuten früher eintrifft. Kein Smart Home System kann eine Pflege und Betreuung ersetzten. Kein Smart Home System kann Menschen ersetzten. Evaluationen als Begleitung für Smart Home Technologien sind notwendig.

In Bezug auf Kunden mit Demenz sind die empirischen Erhebungen, mit den Erkenntnissen aus dem theoretischen Teil ähnlich. Das Ziel von Demenzpatienten ist der längere Verbleib im eigenen Zuhause sowie eine Unterstützung für das Pflegeumfeld und den Angehörigen. Da weltweit mehr als 20 Prozent der Menschen über 60 Jahren an psychischen Erkrankungen wie Demenz oder Depressionen leiden verbunden mit Einschränkungen in motorischen und kognitiven Prozessen steigt das Risiko für das Pflegeumfeld. Für Menschen, die an Demenz erkrankt sind und nicht mehr wissen, wohin sie gehen oder für demenzkranke Menschen, die von der Wohnung weglaufen und orientierungslos sind, ist eine smarte Lösung notwendig. Entscheidend wird sein, wie schnell jemand im Notfall vor Ort sein kann. Bei Kunden mit kognitiven Einschränkungen ist ein Ortungssystem sinnvoll. Da Kunden in der Branche oft abgängig sind, hätten Ortungssysteme einen großen Nutzen in der Pflege und Betreuung. Vorsicht geboten ist beim Arm- oder Sicherheitsband, da ältere Personen Bänder herunterschneiden oder ablegen.

Auffallend unterschiedlich sieht das Pflegepersonal die Videokommunikation im Vergleich zu den Führungskräften der Volkshilfe Wien. Laut Befragung meinen 33,33 Prozent der Probanden, dass die Videokommunikation in der Pflege keine Verbesserung ist. Die Führungskräfte finden Videokommunikation mit Tablet zwischen Kunden und Pflegeumfeld ist denkbar, wenn der Kunde eine gewisse Affinität zur Technik hat. Es gibt auf jeden Fall Kunden, die mit der neuen Technik gar nicht akzeptieren. Im mehrsprachigen Bereich weiß man, dass Tablets als Übersetzungshilfen verwendet werden können. Beispielsweise kann man mit Videokommunikation einen Arzt oder Angehörigen in eine Unterhaltung einbinden. Entscheidend mit dem Umgang von Tablets wird sein, wie geistig aktiv die jeweilige Person ist. Wenn Kunden permanent einen Notruf absetzen, wird's schwierig. Vorstellbar wäre über Tablet den Arzt und Angehörige zu kontaktieren. Videotelefonie steigert die Lebensqualität enorm, da man die Tochter oder Enkelkind statt wie bisher einmal im Jahr jede Woche sehen. Der theoretische Teil zeigte auf, dass die Videokommunikation zwischen Pflegepersonal, pflegebedürftigen Personen und deren Angehörigen eine äußerst ressourcensparende Kommunikationsform darstellt. Die Videokommunikation und der Mix aus Mensch und Technik wird zukünftig an Bedeutung gewinnen.

Auch in der Frage „Sicherheit durch Smart Home" sind die Untersuchungen zweigeteilt. Mit Smart Home steigert man das Sicherheitsgefühl und den Komfort und reduziert gleichzeitig jede Menge an lästigen Handgriffen. Die automatisierten Geräte schalten die Heizung und Beleuchtung ab, wenn das Zuhause unbewohnt ist, schließen Fenster und Türen und aktivieren nach Verriegelung die Alarmanlage. Negativ eingestellt sind die Pflegekräfte zu dem Thema Sicherheit. 49 Prozent der Probanden haben Angst um Ihre persönlichen Daten, wenn Sie Smart Home Geräte nützen. Die Interviews der Führungskräfte ergab, dass jede Alarmanlage und jedes Passwort gehackt werden kann. Mit Smart Home-Technologie kann die Sicherheit an den Objekten gesteigert werden. Ein smartes Türschloss könnte den veralteten Schlüsselsafe ablösen. Es könnte effizienter reagieren und individuell Mitarbeitern freigeschaltet werden. Ein Schlüsselsafe zeigt Dieben, dass eine hilfsbedürftige Person hinter der Tür ist. Es muss gewährleistet sein, dass nicht jede Person einen Zugang zu Wohnungen hat. Mit dem elektronischen Türschloss „Nuki" ist es mittlerweile schon möglich, dass Angehörige im Notfall über das Handy das Schloss von der Ferne öffnen können. Leider gibt es noch Fehlerquellen mit den Smart Home Geräten. Die Überwachung ältere Personen durch smarte Kameras ist ein Eingriff in die persönliche Freiheit. Inwieweit verbessert sich nur das Sicherheitsgefühl der Angehörigen und der Gesellschaft.

Von den zehn ausgewählten Technologien Video Gegensprechanlage bei den Kunden, Videokommunikation via Tablet zwischen Pflegeumfeld und pflegebedürftigen Personen, Herd mit Abschaltsystem, Brandmelder, intelligente Sturzsensor, Fernöffnung der Haustüre, Personenortungssystem, Aufstehhilfe, Medikamentendispenser mit Erinnerungsfunktion, Lichtsteuerung wurde in der empirischen Untersuchung festgestellt, dass der 3 Technologien im Vergleich überzeugen und somit die Pflege und Betreuung durchaus verbessern. 83,22 Prozent der Pflegekräfte glauben, dass ein Brandmelder bei den Kunden eine sinnvolle Möglichkeit wäre. 78,87 Prozent der Teilnehmer finden ein automatisches Abschaltsystem am Herd eine Verbesserung wäre. Außerdem finden 75,71 Prozent der Probanden einen intelligenten Sturzsensor für eine gute Investition. Die Führungskräfteinterviews zeigen auf, dass smarte Brandmelder, automatische Abschaltsysteme am Herd sowie intelligente Sturzsensoren sehr viel Potenzial für die Zukunft in der Pflege haben. Prinzipiell sind Brandmelder, Herdmelder oder Sturzsensoren am meisten bekannt, genutzt und man kann Sie am leichtesten verkaufen. Brandmelder sind nicht so Kostenintensiv. Im Obdachlosenhaus Franziska Fast von der Volkshilfe Wien gibt es seit letztem Jahr einen automatischen Brandmelder, der in 4 Minuten bei der Feuerwehr automatisch Alarm schlägt. Bei jeder einzelnen Anwendung muss man die möglichen Fehlerquellen beobachten und bei Überforderung des Kunden achten. Ältere Sturzmatten sind nicht mehr zeitgemäß, moderne Sturzmelder werden mit Bewegungsmelder, Lichtschranken, Sensoren oder Infrarot die Pflege erleichtern. Smart Home öffnet der Pflege und Betreuung den Bereich Public Health.

Auch in der Schlüsselfrage „Können Smart Home Systeme in Zukunft die Arbeit in der Pflege erleichtern" stimmt der empirische mit dem theoretischen Teil überein. Im Literaturteil konnte herausgefunden werden, dass den Pflegekräften durch Smart Home Geräte der Zeitdruck bei den Kunden genommen wird und sich so mehr um die Bedürfnisse und Wünsche kümmern können. Besonders die Anfahrtszeit im ländlichen Bereich kann durch Smart Home-Technologien viele Kosten ersparen. Personen unter 40 Jahren, können sich laut der empirischen Untersuchung eine Erleichterung durch Smart Home Systeme gut vorstellen. 62,5 Prozent der Pflegekräfte sind der Meinung, das neue Technologien eine Unterstützung ist die tägliche Arbeit zu erleichtern. Nur 4,17 Prozent der Befragten sind gegen neue Technologien im Bereich Pflege und Betreuung. Auch die qualitativen Untersuchungen ergab einen positiven Trend zu neuen Technologien. Also ja, Smart Home Systeme können in Zukunft die Pflege erleichtern. Smarte Home Technologien dienen in Zukunft in erster Linie als Unterstützung. Vorstellbar wäre zu Beginn Technologien im niederschwelligen Bereich wie beispielsweise Blutdruck Messung, Blutzucker, Schrittzähler, korrekte Atmung, Körpergewicht Regulierung, Anti Demenz oder Fit check. Bei dem richtigen Smart Home Produkt kann ich mir die Volkshilfe Wien gut als Kooperationspartner vorstellen. Die Finanzierung muss noch geklärt werden. Smart Home Produkte müssen sehr individuell an den Kunden angepasst werden, damit pflegebedürftige Menschen besser und intensiver betreut werden. Schönere Betreuungsmomente können geschaffen werden durch Smart Home. Besonders die Kühlung von Smart Home Technologien in den Großstädten revolutionieren. Da ältere Personen nur mehr selten die Wohnung verlassen können, wird die Air Kondition besonders an Bedeutung gewinnen. Smart Home Technologie wird die Pflege und Betreuung revolutionieren. Digitalisierung ist ein Tool um die Arbeit der Pflegekräfte zu erleichtern, genauer zu machen und verbessern.

Nachfolgend wird in Kapitel 4 der Masterarbeit die abschließende Bearbeitung des Forschungsthemas vorgenommen, mit dem Ziel, Antworten auf die beiden Forschungsfragen geben zu können.

4 Schlussfolgerungen

Im abschließenden Kapitel dieser Masterarbeit werden die zentralen Ergebnisse aus den vorangehenden Kapiteln der Arbeit zusammengefasst und die in der Einleitung formulierten Forschungsfragen sowie die Unterfrage beantwortet. Daran anschließend, werden die wichtigsten Aspekte der Arbeit diskutiert und die Ergebnisse sowie die angewandte Methode reflektiert. Abschließend erfolgt ein Ausblick auf weiterführenden Forschungsbedarf zu diesem Thema.

4.1.1 Zusammenfassung

Bevor es an die Beantwortung der Forschungsfragen geht, sollen die Begrifflichkeiten des theoretischen und die Ergebnisse des empirischen Teils kurz zusammengefasst werden.

Zum besseren Verständnis der Thematik dieser Masterarbeit wurden in Kapitel 3.1 relevante Begrifflichkeiten, wie Smart Home, Energieeffizienz, Gesundheit sowie Technik in der Pflege abgegrenzt und beschrieben. Ebenso ist die demografische Entwicklung und gesellschaftlichen Entwicklungen in Österreich beschrieben und grafisch veranschaulicht worden. Außerdem sind die Anwendungsbereiche und Funktionen von Smart Home thematisiert worden. Danach wurde vertiefend auf das Einsparungspotenzial und Gefahren von Smart Home Systeme eingegangen. Abschließend wurden die Möglichkeiten und die verschiedenen Lebensbereiche von Active Assisted Living näher erläutert und grafisch dargestellt.

Für die empirische Untersuchung in Kapitel 4.1 bot sich eine quantitative Untersuchung mit einem selbst erstellten Fragebogen an. Der Fragebogen umfasst 29 Fragen aufgeteilt auf 4 Seiten. Der Erhebungszeitraum der vorliegenden Studie war vom 26.03.2019 bis zum 28.03.2019. Ausgewertet wurde der Fragebogen mit dem Programm IBM SPSS Statistics, Version 23. Der Fragebogen zum Thema „Smart Home in der Pflege“ soll die Akzeptanz von Smart Home- Technologien der Pflegekräfte zeigen sowie eine Bewertung der verschiedenen Zukunftstechnologien im Pflegebereich aufzeigen. In der quantitativen Untersuchung zeigte sich ein, dass ein Brandmelder und ein automatisches Abschaltsystem am Herd bei den Kunden im Vergleich zu den anderen Technologien eine sinnvolle Möglichkeit wären. Außerdem finden 75,71 Prozent der Probanden einen intelligenten Sturzsensor für eine gute Investition. In Bezug auf die zukünftige Entwicklung von Smart Home in der Pflege, meinten 62,5 Prozent der Pflegekräfte, dass neue Technologien die tägliche Arbeit zu erleichtern.

Die Durchführung der qualitativen Untersuchung mit halboffenen, leitfadengestützten Führungskräfteinterviews, wie in Kapitel 4.2 ersichtlich, erfolgte vom 15. April 2019 bis 30. April 2019. Dies ermöglichte das Einholen zweier Perspektiven, Pflegekräfte im Außendienst sowie Führungskräfte im Innendienst. Die Datenauswertung erfolgte nach der wörtlichen Transkription anhand eines Kategorienschemas, das sich wiederum an den Themenblöcken des Leitfadens anlehnte. Nach der Beschreibung der Methodik und Vorgehensweise fand die Ergebnisdarstellung und -interpretation nach den folgenden vier Kategorien statt: Akzeptanz des mobilen Pflegepersonals gegenüber neuen Technologien, Steigerung der Betreuungsqualität, Energieeffizienz, Komfort, Sicherheit, zukünftige Technologien sowie Smart Home in der Pflege. Im Anschluss sind in Kapitel 4.2.5 die Ergebnisse zur Empire reflektiert worden.

Im nachfolgenden Abschnitt findet nun die Beantwortung der Forschungsfragen statt.

4.1.2 Beantwortung der Forschungsfragen

Ziel der Masterarbeit ist es, Antworten auf die zugrundeliegenden Forschungsfragen zu geben. Demgemäß lautet die erste zu erforschende Hauptfrage wie folgt:

Inwiefern kann die Energieeffizienz durch Smart Home Systeme verbessert werden?

Im Rahmen der durchgeführten theoretischen Erhebung konnte gezeigt werden, dass das größte Einsparpotential in der Steuerung der Heizung liegt. Das Einsparpotenzial liegt zwischen 8 und 19 Prozent. Die automatisierten Geräte schalten die Heizung und Beleuchtung ab, wenn das Zuhause unbewohnt ist, schließen Fenster und Türen und aktivieren nach Verriegelung die Alarmanlage. Smart-Home-Produkte bringen nicht nur einen Nutzen der Steuerungstechnik und Energieersparnis, sondern rechnen sich laut Wissenschaftlern schon innerhalb eines kurzen Zeitraums. Mittels kabellose Smart Home-Lösung können viele Familien per Smartphone Infotainment-Geräte und Haushaltssysteme steuern und leistet damit einen wesentlichen Beitrag zum Klima- und Umweltschutz. Nach Bedarf wird die Kaffeemaschine eingeschaltet, der Radio und Fernseher in Betrieb genommen und beispielsweise auch die Jalousien hochgezogen. Smart Home steigert die Energieeffizienz im Gebäude, ohne dass die Bewohner auf ihren gewohnten Komfort verzichten müssen. Die Stand-by-Abschaltung ergab nach Berechnung einer Energie-Agentur auf ein Jahr gerechnet in einem Vier-Personen-Haushalt eine Ersparnis von 115 Euro. Die Nutzung von smarter Energie weltweit zeigt, dass Einsparungen von 230 Milliarden Euro möglich sind (s. Kapitel 3.5).

Die quantitative Untersuchung beantwortet die Forschungsfrage dahingehend, dass laut 56 Prozent durch vernetzte Haushaltsgeräte viel Energie gespart werden kann. Beim Kauf von Elektrogeräten ist die Energieeffizienz nur für 37,50 Prozent der Befragten sehr wichtig. Insgesamt wählten 76,56 Prozent der Befragten „wichtig“ oder „sehr wichtig“ in Bezug auf die Energieeffizienz. Des weiteren konnte bei dem Führungskräfteinterview in Erfahrung gebracht werden, dass Einsparungspotenzial vor allem im Bereich Energie vorhanden ist. Eine Regelung der Temperatur durch das Personal ist aufgrund der Haftungsfragen derzeit nicht vorstellbar. Smart Home

Geräte steigern die Energieeffizienz damit, dass alle älteren A-Klasse Geräte, die meist etwa 10 Jahre alt sind, dadurch ersetzt werden. Somit kann eine positive Einstellung in Bezug auf Energieeffizienz durch Smart Home und eine Komfortsteigerung festgehalten werden.

In Bezug auf die erste Hauptforschungsfrage sind die Ergebnisse des theoretischen Teils sowie die beiden Untersuchungen des empirischen Teils weitgehend beantwortet worden. Es besteht in Bezug auf die Energieeffizienz durch Smart Home Systeme weiterer Forschungsbedarf, um die gewonnenen Ergebnisse überzeugender belegen zu können.

Erleichtert die Implementierung eines Smart Home Systems bei Kunden die Pflege und Betreuung?

Im Literaturteil konnte herausgefunden werden, dass den Pflegekräften durch Smart Home Geräte der Zeitdruck bei den Kunden genommen wird. Damit können die Pflegekräfte sich mehr um die Bedürfnisse und Wünsche der Kunden kümmern. Besonders die Anfahrtszeit im ländlichen Bereich kann durch Smart Home-Technologien viele Kosten ersparen. Personen unter 40 Jahren können sich laut der empirischen Untersuchung eine Erleichterung durch Smart Home Systeme sehr gut vorstellen. 62,5 Prozent aller Pflegekräfte sind der Meinung, dass neue Technologien eine Unterstützung für die tägliche Arbeit darstellen. Nur 4,17 Prozent der Befragten sind gegen die Einführung neuer Technologien im Bereich Pflege und Betreuung. Auch die qualitativen Untersuchungen ergaben einen eindeutig positiven Trend zu neuen Technologien. Smart Home Systeme können die Pflege enorm erleichtern. Smarte Home Technologien dienen zukünftig in erster Linie als Unterstützung. Vorstellbar wäre, zu Beginn Technologien im niederschwelligen Bereich, wie beispielsweise Blutdruck-Messung, Blutzucker, Schrittzähler, korrekte Atmung, Körpergewicht-Regulierung, Anti Demenz oder Fit-Checks einzuführen. Bei dem richtigen Smart Home Produkt könnte die Volkshilfe Wien einen sehr guten Kooperationspartner darstellen. Die Finanzierung müsste jedoch noch geklärt werden. Smart Home Produkte müssen sehr individuell an den Kunden angepasst werden, damit pflegebedürftige Menschen besser und intensiver betreut werden können. Schönere Betreuungsmomente können durch Smart Home geschaffen werden. Besonders die Kühlungsfunktion für Wohngebäude wird Smart Home

Systeme in den Großstädten revolutionieren, da ältere Personen nur mehr selten die Wohnung verlassen können und die Temperaturen voraussichtlich weiter ansteigen werden. Digitalisierung ist ein geeignetes Tool, um die Arbeit der Pflegekräfte zu erleichtern, genauer zu machen und zu verbessern.

Demzufolge kann auch die zweite Hauptforschungsfrage beantwortet werden. Für weitere Forschungen in diesem Bereich ist es empfehlenswert, die Anzahl der Probanden zu erhöhen und Personen einer anderen Altersgruppe ebenfalls zu befragen. Zur Präzisierung der genannten Forschungsfrage dient folgende Unterfrage:

Wie ist die Akzeptanz des mobilen Pflege- und Betreuungspersonals bezüglich des Einsatzes von Smart Home Technologien?

In Hinblick auf die Unterfrage sind die empirischen Erhebungen widersprüchlich. Die quantitative Untersuchung mittels Fragebogen zeigte, dass in Summe sind 40 Prozent des Personals mit der Technik überfordert wären. Außerdem konnte festgestellt werden, dass 54,93 Prozent der Teilnehmer aktuell kein Smart Home Gerät zuhause haben. 7,04 Prozent der Befragten wissen gar nicht ob Sie ein Smart Home Gerät besitzen. Positiv auffallend bei der Auswertung des Fragebogens ist, dass 53,43 Prozent der Probanden angab gute bis sehr gut Internetkenntnisse zu besitzen. Auch zur Frage „Technisch auf den neuesten Stand zu sein, ist mir wichtig" gaben 65,28 Prozent der Befragten positive Rückmeldungen. Daraus lässt sich ableiten das die Akzeptanz des Pflegepersonals gegenüber moderner Smart Home-Technologien einerseits die Bereitschaft und das Interesse an etwas Neuen vorhanden wäre, andererseits sehen sich 40 Prozent des Pflegepersonals derzeit damit überfordert. Aus den Führungskräfteinterviews wird ersichtlich, dass ein Verständnis für die Überforderung des Pflegepersonals vorhanden ist. Eine gewisse Distanz zur Technik, Angst vor neuen Technologien, Zwang zur Weiterbildung und Unsicherheit können Gründe sein, dass 40 Prozent des Personals mit der Technik überfordert sind. Durch Fortbildungsmaßnahmen ist es durchaus möglich, die Akzeptanz zu verbessern. Durch mehrmaliges testen der Smart Home Produkte, könnten Heimhilfen die dazugehörigen Vorteile erkennen. Man könnte die Akzeptanz erhöhen, indem man den Mitarbeitern die Möglichkeit gibt, zu guten Konditionen in

privaten Bereich zu nutzen. Wenn sich MitarbeiterInnen Zuhause mit Smart Home-Technologien beschäftigen, ist der Zugang ein anderer. Generell wird es für jüngere Einsatzkräfte einfacher sein, weil Sie im Computerzeitalter aufgewachsen sind. Der soziale Auftrag muss sich in den Technologien auch widerspiegeln. Es darf nicht alles automatisiert sein, sondern es muss noch genug Möglichkeiten geben sich als Profession als Pflegekraft einzubringen. Smart Home Produkte sollten leicht in der Handhabung und selbsterklärend sein. Besonders große Schriften wären von Vorteil, wenig Hilfe bei den Einstellungen und am besten fertig eingestellt geliefert. Die MitarbeiterInnen haben damit eine Arbeitsentlastung und somit mehr Zeit für die Betreuung. Smart Home Technologie ist eine unterstützende Maßnahme, der Faktor Mensch steht weiterhin im Vordergrund. Es schafft ganz andere Möglichkeiten, in Kommunikation zu treten. 75 Prozent von Österreich werden nach wie vor von pflegenden Angehörigen betreut. Zielgruppe von Smart Home sind nicht nur die Pflegeorganisationen, sondern eigentlich die pflegenden Angehörigen.
Folglich kann auch die Unterfrage weitreichend beantwortet werden. Es besteht auch in der Akzeptanz des mobilen Pflege- und Betreuungspersonal weiterer Forschungsbedarf, um die in Erfahrung gebrachten Erkenntnisse noch glaubwürdiger nachzuweisen.

Welche Entwicklungen und Gefahren werden sich zukünftig im Bereich von Smart Home Systemen ergeben?

Im theoretischen Teil könnte festgestellt werden, dass besonders die Datenspeicherung und Hackerangriffe die größte Gefahr darstellen. Ein Hackerangriff könnte Funktionen von der Wohnung oder Haus übernehmen und so die Anlage deaktivieren und ohne Probleme einen Diebstahl begehen. Außerdem ist es möglich durch einen Cyberangriff an relevante Daten zu kommen. Die IT – Sicherheit setzt auf Verschlüsselung in kleinen Datenpaketen in Kombination von einer zufälligen Buchstaben und Zahlenfolge.Smart Home Systeme schützen ein Haus vor Gefahren wie Feuer, Rauch, Wasser und Einbrecher. An gewissen Stellen im Haus werden Sensoren, Rauchmelder, Gasmelder angebracht und auch wenn der Besitzer nicht Zuhause ist, wird er per Smartphone informiert. Smart Home erinnert daran, ob alle Türen und Fenster wirklich geschlossen sind. Außerdem verwendet die intelligente Steuerung eine Haushüterfunktion, damit ist es möglich bei Abwesenheit die Lichter sowie Radios oder Fernseher eingeschalten. Möglichen Einbrechen wird so vermittelt, dass jemand Zuhause ist. Nachbarn und Familienmitglieder können im Alarmfall informiert werden. Auch in der Frage „Sicherheit durch Smart Home“ sind die Untersuchungen zweigeteilt. Mit Smart Home steigert man das Sicherheitsgefühl und den Komfort und reduziert gleichzeitig jede Menge an lästigen Handgriffen. Die automatisierten Geräte schalten die Heizung und Beleuchtung ab wenn das Zuhause unbewohnt ist, schließen Fenster und Türen und aktivieren nach Verriegelung die Alarmanlage. Negativ eingestellt sind die Pflegekräfte zu dem Thema Sicherheit. 49 Prozent der Probanden haben Angst um Ihre persönlichen Daten, wenn Sie Smart Home Geräte nützen. Die Interviews der Führungskräfte ergab, dass jede Alarmanlage und jedes Passwort gehackt werden kann. Mit Smart Home-Technologie kann die Sicherheit an den Objekten gesteigert werden. Ein smartes Türschloss könnte den veralteten Schlüsselsafe ablösen. Es könnte effizienter reagieren und individuell Mitarbeitern freigeschaltet werden. Ein Schlüsselsafe zeigt Dieben, dass eine hilfsbedürftige Person hinter der Tür ist. Es muss gewährleistet sein, dass nicht jede Person einen Zugang zu Wohnungen hat. Mit dem elektronischen Türschloss „Nuki“ ist es mittlerweile schon möglich, dass Angehörige im Notfall über das Handy das Schloss von der Ferne öffnen können. Leider gibt es noch Fehlerquellen mit den Smart Home Geräten. Die Überwachung ältere Personen durch smarte Kameras ist ein Eingriff in die persönliche Freiheit. Inwieweit verbessert sich nur das Sicherheitsgefühl der Angehörigen und der Gesellschaft. Die Technik muss so entwickelt und angepasst werde, sodass der Mensch in Mittelpunkt steht in Verbindung mit den Technologien.

Demnach kann auch die zweite Unterfrage Großteils beantwortet werden. Ebenfalls ist ein weiterer Forschungsbedarf hinsichtlich Entwicklungen und Gefahren im Bereich von Smart Home Systemen notwendig.

4.1.3 Diskussion und Reflexion

Unter diesem Punkt werden die Ergebnisse sowie die angewandte Methode der Arbeit näher betrachtet und reflektiert. Das Ziel der vorliegenden Masterarbeit lag darin, dass Smart Home Systeme die Energiekosten senken können und es durch neue Technologien eine Erleichterung in der Pflege und Betreuung gibt.

Es ging darum, aufzuzeigen, wie die derzeitige Akzeptanz des mobilen Pflege- und Betreuungspersonals in Bezug auf modernen SHS ist. Außerdem sollten die Potenziale und Gefahren im Bereich der Smart Home Systemen aufgezeigt werden. Basis zur Beantwortung der Forschungsfragen war eine einschlägige Literaturrecherche für den theoriegestützten Teil der Arbeit sowie die Durchführung einer Befragung mit einem selbst erstellten Fragebogen sowie mit leitfadengestützten Führungskräfteinterviews, um die Theorie mit empirisch erhobenen Daten zu verknüpfen und zu verbinden.

Dem ersten Abschnitt der Masterarbeit liegt eine umfangreiche und systematische Literaturrecherche zugrunde. Die Recherche wurde im Zeitraum von April 2019 bis Ende Mai 2019 durchgeführt. Diese kann jedoch keinen Anspruch auf Vollständigkeit erheben. Die spezifische Literatur zur Thematik besteht im Wesentlichen aus Onlineliteratur. Die für diese Arbeit herangezogene Literatur ist relativ jung. Generell konnte auf eine beachtliche Menge an fundierter Literatur zurückgegriffen werden. Um den Überblick über die Suchstrategie sowie die verwendete Literatur zu bewahren, ist ein Suchprotokoll erstellt worden. Die Effizienz und Auswirkungen von Smart Home Systeme stellen nach wie vor ein aktuelles Thema dar. In Bezug auf die Einsparungen durch Smart Home Systemen in der Pflege wurde fundiertes Datenmaterial allerdings weniger aufgefunden.

Bei der quantitativen Untersuchung ist kritisch anzumerken, dass die Stichprobenanzahl von 73 Probanden hinterfragt werden kann. Für weitere Forschungen in diesem Bereich ist es empfehlenswert, die Anzahl der Probanden zu erhöhen. Auffallend bezüglich des Fragebogens war die Frage nach der „Alter“. Hier gab es zwei Enthaltungen. Es ist zu auch zu überlegen, die Frage nach dem Familienstand wegzulassen, da es für die Auswertung wenig relevant ist. Desgleichen kann angemerkt werden, dass die erhobenen Ergebnisse der quantitativen Untersuchung eher breit gefasst sind als tiefergehend. Im Rahmen der Interviews wurden zu einigen Ergebnissen noch zusätzliche Informationen eingeholt.

Eine weitere Vertiefung einzelner Kriterien wäre durchaus gewinnbringend, dies war allerdings im Rahmen dieser Arbeit nicht möglich. Auch dieser Aspekt wäre ein Ansatzpunkt für weitere Forschung.

Das leitfadengestützte Experteninterview fand aufbauend auf den Ergebnissen des Fragebogens statt, um die Forschungsfrage ausführlicher und tiefergehender beantworten zu können. Insgesamt wurden 8 Führungskräfteinterviews durchgeführt, 2 Führungskräfte aus dem Qualitätsmanagement und 5 Führungskräfte aus dem Bereich Pflege und Betreuung sowie die Geschäftsführerin der Volkshilfe Wien. Die ausgewählte Methode von leitfadengestützten Interviews mit der qualitativen Inhaltsanalyse nach Mayring als Auswertungsmethode eigneten sich zur Erhebung der qualitativen Daten als sehr gut, um die empirische Forschungsfrage beantworten zu können. Außerdem haben sich die Führungskräfte gut auf das Interview vorbereitet und sich ausreichend Zeit genommen.

Betrachtet man die Beurteilungen der Akzeptanz des mobilen Pflegepersonals gegenüber neuen Technologien, lassen sich einige interessante Aspekte erkennen. Die Akzeptanz des mobilen Pflegepersonals ist eher kritisch zu sehen, da 40 Prozent des Personals mit der Technik überfordert wären und die Hälfte der befragten Personen aktuell kein Smart Home Gerät zuhause haben. Die Führungskräfte glauben, dass Distanz zur Technik, Angst vor neuen Technologien, Zwang zur Weiterbildung und Angst vor Fehler Gründe dafür sind. Durch Maßnahmen wie Schulungen, Nutzung im privaten Bereich oder durch mehrmaliges testen der Smart Home Produkte ist es durchaus möglich, die Akzeptanz zu verbessern. Generell wird es für jüngere Einsatzkräfte einfacher sein, weil Sie im Computerzeitalter aufgewachsen sind. Kritisiert wurde die Wartung, Anfälligkeit und Störungen von Smart Home Geräten.

Der Technologievergleich zeigt, dass das beliebteste Smart Home Gerät laut vorliegender Untersuchung der Herdmelder, Brandmelder und Sturzmelder ist. Obwohl in der Pflege und Betreuung ein Notrufarmband vorhanden ist, wurde der Sturzmelder ganz vorne gewählt. Diese drei Technologien bieten indirekt eine weitere Steigerung des Sicherheitsgefühls. Die Energiesparmöglichkeiten sowie die Komforttechnologien sind weniger interessant als das Thema Sicherheit.

Nach der nun erfolgten Diskussion und Reflexion von Ergebnissen und angewandten Methoden dieser Arbeit erfolgt im abschließenden Punkt ein über diese Arbeit hinausgehender weiterführender Ausblick.

4.1.4 Ausblick

Wie zu Beginn und mehrmals in dieser Arbeit wiederholt wurde, dass den Pflegekräften durch Smart Home Geräte der Zeitdruck bei den Kunden genommen wird. Damit können die Pflegekräfte sich mehr um die Bedürfnisse und Wünsche der Kunden kümmern. Die Digitalisierung kann den Alltag für Seniorinnen und Senioren in den eigenen vier Wänden erleichtern, Energiekosten sparen und das Sicherheitsgefühl steigern. Es soll helfen, Seniorinnen und Senioren eine hohe Lebensqualität zu erhalten sowie optimale Pflegebetreuung und leistbare Gesundheitsversorgung zu bieten. Das belegen die Ergebnisse dieser Arbeit, abgeleitet aus den Erkenntnissen der empirischen Datenerhebung.

Wie in der Diskussion und Reflexion (s. Punkt 4.3) aufzeigt, wurde, konnte das Thema im Rahmen der Masterarbeit nicht erschöpfend bearbeitet werden, allerdings konnten wichtige Rückschlüsse bezüglich Akzeptanz des mobilen Pflegepersonals gegenüber neuen Technologien, Betreuungsqualität, Energieeffizienz, Komfort, Sicherheit, zukünftige Technologien sowie Smart Home in der Pflege gezogen werden. Weiterer Forschungsbedarf liegt etwa in der ausführlichen Betrachtung dieses Themas aus dem Blickwinkel von Senioren im Seniorenheim oder auch von Kunden in aktiver Pflegebetreuung. Die Integration dieser Blickwinkel würde vor allem die Erkenntnisse in Bezug auf die Ergebnisqualität vertiefen. Für weitere Forschungen in diesem Bereich wäre es empfehlenswert, die Stichprobenanzahl zu erhöhen, um repräsentative Ergebnisse zu erzielen. Die Stichprobe der vorliegenden Studie ist mit 73 Probanden relativ klein.

Abschließend lässt sich festhalten, dass die Ergebnisse und Erkenntnisse aus der vorliegenden Masterarbeit auf ein großes Potenzial hinsichtlich Energieeffizienz durch Smart Home sowie eine Erleichterung durch Smart Home Systeme in der Pflege verweisen.

Pflegedienstleitung Volkshilfe Wien: „Kein Smart Home System kann eine Pflege und Betreuung ersetzten. Kein Smart Home System kann Menschen ersetzten. Die Digitalisierung kann die Arbeit der Pflegekräfte zu erleichtern, genauer zu machen und verbessern."

5 Literaturverzeichnis

2PCS Solutions GmbH. (2018). Wir entlasten und unterstützen die professionelle Pflege. Abgerufen am 13. 03 2019 von Mehr Freiheit durch Sicherheit, S. 3.: https://www.2pcs-solutions.com/de/homepage_2pcs_solutions_gmbh-2/

AAL - Products. (16. 03 2019). fearless – Der intelligente Sturzsensor . Von AAL Produkte: https://www.aalproducts.com/index.php/frontend/product?id=170&language_short=de abgerufen

Allerding, F. (2013). Organic Smart Home. Energiemanagement für intelligente Gebäude, S. 13-17., S. 18.

Altenpflege. (26. 02 2018). Smart home zieht in die Pflege ein. Altenpflege 2018: Technische Assistenzsysteme im Pflegeheim .

Aumayr, G. B. (2018). Transformation and New Topics in Health Care A Short Overview: on mHealth and AAL with Example Projects. DigitCult-Scientific Journal on Digital Cultures, 2(2), S. 32., 25-36.

Bardmann, M. (2019). Einfluss von Digitalisierung auf Haushalt und Konsum. In Grundlagen der Allgemeinen Betriebswirtschaftslehre (pp. 681-702), S. 681. Wiesbaden: Springer Gabler.

Bellebaum, A. (2013). Glück und Zufriedenheit: Ein Symposion, S. 51. Wiesbaden: Springer-Verlag.

Bertel, L. G.-P. (2018). AAL Vision 2025. für Österreich unter Einbeziehung relevanter Stakeholder und internationaler Trends, S. 6-20., 72. Von https://www.ffg.at/sites/default/files/allgemeine_downloads/thematische%20programme/IKT/AAL%20Vision%202025.pdf abgerufen

Bitkom. (Oktober 2008). Studienreihe zur Heimvernetzung. Von Konsumentennutzen und persönlicher Komfort, S. 10.: https://www.bitkom.org/sites/default/files/file/import/Studie-Konsumentennutzen.pdf abgerufen

Daxberger, S. (2018). Neue Technologien in der ambulanten Pflege: Wie Smartphones die Pflegepraxis (mit-) gestalten, S. 10. Mabuse-Verlag.

Diermann, R. (2019). Wie Smart Home beim Energiesparen helfen kann. Abgerufen am 04. 03 2019 von Frankfurter Allgemeine, S. 4.: https://www.faz.net/asv/smart-home-1/wie-ein-smart-home-system-beim-energiesparen-helfen-kann-13283848.html

Ding, D. C.-P. (2011). Sensor technology for smart homes, S. 132. USA: Maturitas, 69(2), 131-136.

El, M. A., & Anouar, A. (2019). Understanding the Ambient Assisted Living systems: concepts, architectural trends and challenges. International Journal of Open Information Technologies, 7(1), S. 25., 25.

Energiesparverband. (2018). So funktioniert das digitale Zuhause. Wegweiser zu Ihrem Smart Home., S. 3., S. 3.

Evans, M. H. (2018). Damit Arbeit 4.0 in der Pflege ankommt. Wie Technik Pflege stärken kann, S. 8. Policy-Brief der Hans-Böckler-Stiftung, (04).

Fonds Soziales Wien. (2018). Pflege und Betreuung. Abgerufen am 29. 03 2019 von Wir sind da, um für Sie da zu sein., S. 2-5.: https://www.fsw.at/p/pflege-betreuung

Fuchs-Frohnhofen, P., Altmann, T., Döring, S., Felscher, A., & Weihrich, M. (2017). Neue Ansätze des Arbeits- und Gesundheitsschutzes im Pflege- und Dienstleistungssektor, S. 34. . Weimar: Bertuch.

Geiger J. (2017). Smart Home Beleuchtung: Mehr als Philips Hue. Abgerufen am 10. 03 2019 von Beleuchtungs-Trends, S. 3.: https://www.smart-wohnen.de/beleuchtung/artikel/smart-home-beleuchtung-mehr-als-philips-hue/

Glatzer,W.(1992). Lebensqualität und subjektives Wohlbefinden. Ergebnisse sozialwissenschaftlicher Untersuchungen. IGlück und Zufriedenheit. Ein Symposion, S.49. Westdeutscher Verlag. S. 49-85.

Gram-Hanssen, K. &. (2018). "Home is where the smart is" Evaluating smart home research and approaches against the concept of home, S. 2ff., S. 94-101.

Haux, R. (2016). Technische Systeme im Pflege- und Versorgungsmix für ältere Menschen: Expertise zum Siebten Altenbericht der Bundesregierung. Von Expertise zum Siebten Altenbericht der Bundesregierung: https://www.ssoar.info/ssoar/bitstream/handle/document/49993/ssoar-2016-haux-Technische_Systeme_im_Pflege_und.pdf?sequence=1&isAllowed=y&lnkname=ssoar-2016-haux-Technische_Systeme_im_Pflege-_und.pdf abgerufen

Hayn, D. &. (05 2018). Assistive solutions in practice: Experiences from AAL pilot regions in Austria. Digital Insight–Information-Driven Health & Care. Proceedings of the 11th EHealth2017 Conference (Vol. 236, p. 184). IOS Press, S. 188., 188.

Hennessey & Mangold . (2006). Von der Wohlfahrt zur Lebensqualität älterer Menschen - Plädoyer für einen Paradigmenwechsel. Abgerufen am 09. 03 2019 von Soziale Sicherheit, 58 (10): 465-470.,: http://www.klq.at/klq/downloads/Lebensqualitaet_Sozialpolitik_Wohlfahrt_proEval.pdf

Heseker, H. (2008). Gesundheit und Alter. Musik im Alter: Soziokulturelle Rahmenbedingungen und individuelle Möglichkeiten, S. 53. Frankfurt am Main: Peter Lang.

Jakobi, T. O. (2016). Smart Home Experience Journey: Über den Einsatz und die Wahrnehmung von Smart Home-Technologien im Alltag. Wissenschaft trifft Praxis,12. , 84.

Jung H., S. M. (2017). Der Masterplan für das eigene Smart Home: Mach aus deinem Heim ein treues Helferlein!, S. 16. München: Franzis Verlag.

Jung, D. (22. 01 2018). Ein neuer Trend: AAL – SmartHome für Senioren. Abgerufen am 13. 03 2019 von Usabilityblog.de: https://www.usabilityblog.de/ein-neuer-trend-aal-smarthome-fuer-senioren/

Künemund, H. &. (2018). Alter und Technik: Sozialwissenschaftliche Befunde und Perspektiven, S. 19. Vechta, Deutschland: Springer-Verlag.

Kersken, M. S. (2018). Analyse der Einsparpotenziale durch Smarthome-und intelligente Heizungsregelungen. Bauphysik, 40(5), S. 3., 276-285.

Kromat, T. D. (2018). Gestaltungsraum für proaktive Smart Homes zur Gesundheitsförderung, S. 2. Forschungsplattform Alexandria.

Kruse, A. (2003). Lebensqualität im Alter. Zeitschrift für Gerontologie und Geriatrie, Band 36, Heft 6, S. 419 - 420., 419-420.

Kytir, J. (. (1995). Demografische Entwicklung. Hochaltrigkeit in Österreich. Abgerufen am 09. 03 2019 von 23. Bundesministerium für Soziales und Konsumentenschutz , 24., S. 107.: http://www.bse-vienna.at/pdf/Hochaltrigkeit_in_Oesterreich.pdf#page=31

Lamnek, S. (2010). Qualitative Sozialforschung: Lehrbuch (5. neubearbeitete Aufl.), S. 657. Basel: Beltz.

Landau, K., Diaz Meyer, M., Weißert-Horn, M., Jacobs, M., Stern, H., & Raske, H.-W. (2014). Zur Belastung und Beanspruchung beim Patiententransfer von Schwerstpflegebedürftigen, S. 853. Zeitschrift für medizinische Prävention 49,, 850-861.

Lautenschläger, S. (2018). Beratung zu technischen Assistenzsystemen–die Onlineplattform „Wegweiser Alter und Technik “. GGP-Fachzeitschrift für Geriatrische und Gerontologische Pflege, 2(02), S. 50., 56-60.

Linskell, J. &. (2019). Assisted Living. In Handbook of Electronic Assistive Technology Academic Press, S. 251., 215-258.

Lohdal, & Schöppl, D. (12. 07 2018). Smart Home-Lösungen leisten Beitrag zum Umweltschutz. Energieeffizienz und Komfort.

Müller, S., & Gärtner, C. (2016). Lebensqualität im Alter: Perspektiven für Menschen mit geistiger Behinderung und psychischen Erkrankungen. Wiesbaden: Springer-Verlag.

Müller-Mielitz, S. &. (2016). E-Health-Ökonomie., S. 28. Wiesbaden: Springer-Verlag.

Münnich, R., & Kopp, J. (2018). Pflege an der Grenze: Entwicklungen• Fragestellungen• Herangehensweisen, S. 39. Trier, Deutschland: Springer-Verlag.

Magna Tors, E. (2014). Zuhause ist mein SmartHome: Ein Ausblick in die Zukunft, S. 6.

Mattes, K. J. (2017). Energieeffizienz im Betriebsalltag: Chancen durch Energiemanagement und Qualifikation (No. 70), S. 2-5. Mitteilungen aus der ISI-Erhebung" Modernisierung der Produktion.

Mayring, P. (2010). Qualitative Inhaltsanalyse. Grundlagen und Techniken. 8. Auflage. . Weinheim: Beltz.

Menche, N. (2019). Pflege heute, S. 370-449. München: Fischer Gustav Verlag GmbH & Company KG.

Mendes, Godina, Rodrigues, Matias, & Catalão. (2015). Smart home communication technologies and applications: Wireless protocol assessment for home area network resources, S. 8. Sage journals.

Michell-Auli , P., & Sowinski, C. (2012). Kleine „Heime“ und ihre Vorteile. in: ProAlter, 44. Jahrgang, Heft 5, S. 10–13. Verlag GmbH.

Mohr, M. (05. 12 2017). Intelligentes Wohnen. Das schlaue Zuhause, S. 8., 8.

Muntschick, V., & Rauch, C. (2015). Connectet Home. Abgerufen am 09. 03 2019 von Digitale Vernetzung und das Wohnen von morgen, S. 42.: https://www.zukunftsinstitut.de/fileadmin/user_upload/Publikationen/Auftragsstudien/Connected_Home_Trendstudie_Zukunftsinstitut.pdf

Murabet, Abtoy, Touhafi, & Tahiri. (2017). Towards an SOA Architectural Model for AAL-Paas Design and Implementation Challenges,". International Journal of Advanced Computer Science and Applications (IJACSA), vol. 8, no. 7, S. 253.

Neureiter, K. K. (2018). Active Assisted Living (AAL) Beiträge der Mensch-Computer Interaktion zum Gesunden Altern. In Gesund altern (pp. 63-72), S. 63. Wiesbaden: Springer.

Ohland, G. (2018). SmartHome für alle: Wissenswertes und Anleitungen zur Nutzung smarter Technologien in Wohnung , eigenheim, Büro, S. 102. Norderstedt: 2. Auflage Books on Demand.

Oppenauer-Meerskraut, C. M. (2018). 10. Neue Medien in der geriatrischen Versorgung. . Klinische Cyberpsychologie und Cybertherapie, 4894, S. 100.

Pätz, C. (2017). Z-Wave: Die Funktechnologie für das Smart Home, S. 267. Norderstedt: Books on Demand.

Pauwels, B. (01. 05 2018). So intelligent wohnt Deutschland: 2,2 Millionen Verbraucher nutzen zuhause Smart-Home-Produkte. Repräsentative Studie von YouGov , S. 1., 2.

Pehnt, M. (2010). Energieeffizienz: Ein Lehr- und Handbuch, S. 2-3. Heidelberg: Springer.

Pfannstiel, M. K. (2018). In Digitale Transformation von Dienstleistungen im Gesundheitswesen IV, S. 239. Wiesbaden: Springer Gabler.

Radoschewski, M. (2000). Gesundheitsbezogene Lebensqualität–Konzepte und Maße, , S. 167. Bundesgesundheitsblatt-Gesundheitsforschung-Gesundheitsschutz,43(3), 165-189.

Renneberg, B., & Hammelstein, P. (2006). Gesundheitspsychologie. , S. 8. Heidelberg: Springer-Verlag.

Rosen, E. E. (2019). Pflegedokumentation in Der Altenpflege, S. 29-30. München: Fischer Gustav Verlag GmbH & Company KG.

Schäfer, C. (2018). Bedeutung des Energie-Contractings für die Erschließung von Energieeffizienzpotenzialen im Gebäudebestand, S. 3. In Anreizoptimale Vertragsgestaltung im Energie-Performance-Contracting bei Double Moral Hazard (pp. 1-6).

Schimany, P. (2003). Die Alterung der Gesellschaft. Ursachen und Folgen des demographischen Umbruchs S.417. Frankfurt.: Campus.

Schneider, C. M. (2018). AAL-System und Testphase. Smartes Betreutes Wohnen: Nutzung, Systemakzeptanz und Wirkungen von" meinZentrAAL, S.13., 13.

Schwartz, F., Siegrist, J., Walter, U., Kolip, P., Leidl, R., Dierks , M., & Busse, R. (2012). Public Health: Gesundheit und Gesundheitswesen, S. 24. Elsevier: Urban&FischerVerlag.

Seidel, R. A. (09 2018). AUXILIA: Nutzerzentriertes Assistenz-und Sicherheitssystem zur Unterstützung von Menschen mit Demenz auf Basis intelligenter Verhaltensanalyse. . In aw&I Conference (Vol. 3). Von AUXILIA: Nutzerzentriertes Assistenz-und Sicherheitssystem zur Unterstützung von Menschen mit Demenz auf Basis intelligenter Verhaltensanalyse. In aw&I Conference (Vol. 3). abgerufen

SmartHomeNord. (2019). Heizung und Klima. Abgerufen am 09. 03 2019 von Wohlfühltemperatur in jedem Raum, S. 4.: https://www.smarthomenord.de/heizung-klima/

Sowinski, C., Kirchen-Peters, S., & Hielscher, V. (2013). Praxiserfahrungen zum Technikeinsatz in der Alten - pflege, S. 7. https://www.boeckler.de/pdf_fof/91394.

StatistikAustria. (2018). Demographisches Jahrbuch. Abgerufen am 09. 03 2019 von Demographische Prognosen , 398., S. 43: http://www.statistik.at/web_de/statistiken/menschen_und_gesellschaft/bevoelkerung/demographische_prognosen/bevoelkerungsprognosen/index.html

Strese, H. S. (05 2010). Smart home in deutschland. Abgerufen am 10. 03 2019 von Institut für Innovation und Technik (iit), 46., S. 5.: http://partner.vde.com/bmbf-aal/Publikationen/studien/extern/Documents/iit-studie-smart-home.pdf

Strobl, G. (7. November 2017). "Smarte" Energienutzung kann weltweit 230 Milliarden Euro einsparen. Der Standard. Von https://derstandard.at/2000067300534/Smarte-Energienutzung-kann-weltweit-230-Milliarden-Euro-einsparen abgerufen

Van Heek, J. Z. (2018). Caregivers' Perspectives on Ambient Assisted Living Technologies in Professional Care Contexts. In ICT4AWE (pp. 37-48), S. 6.

Virtuelles Institut Smart Energy. (2018). Forschungsstudie SmartHome Rösrath. Heizenergieeinsparungen in Bestandsgebäuden, S. 7-8, S. 6.

Volkshilfe Wien. (2019). Pflege & Betreuung. Abgerufen am 29. 03 2019 von Die mobilen, professionellen Pflege- und Betreuungsdienstleistungen der Volkshilfe Wien ermöglichen SeniorInnen ein Leben zu Hause. : https://www.volkshilfe-wien.at/pflege-betreuung/

Weiler, A. (21. 09 2017). Smart-Home-Markt soll sich verdreifachen. Channelpartner von IDG, S. 2.

Weinberger, N. K. (2018). Mobiles, selbstbestimmtes Leben von Menschen mit Demenz im Quartier, S. 132. Karlsruhe: KIT Scientific Publishing.

Wendel, M. (06. 03 2018). Länger selbstständig durch Ambient Assisted Living. Abgerufen am 06. 04 2019 von Home & Smart, S. 3.: https://www.homeandsmart.de/ambient-assisted-living-aal

WHO. (1993). Physical Activity. Abgerufen am 09. 03 2019 von Globale Strategie für Ernährung, körperliche Bewegung und Gesundheit: http://www.who.int/dietphysicalactivity/pa/en/index.html

Wisser, K. (2018). Gebäudeautomation in Wohngebäuden (Smart Home): Eine Analyse der Akzeptanz, S. 3-81., . Frankfurt a Main: Springer.

5.1 Abbildungsverzeichnis

5.2 Tabellenverzeichnis

5.3 Abkürzungsverzeichnis

AAL	Active Assisted Living
Sign.	Signifikanz
u.a.	unter anderem
S.	Seite(n)
z.B.	zum Beispiel
bzgl.	bezüglich
SHS	Smart Home System
EMS	Energiemanagementsystem
FSW	Fond Soziales Wien
SH	Smart Home
SHT	Smart Home Technologie

ANHANG

A.1 Fragebogen

Fragebogen zum Thema „Smart Home in der Pflege

anhand des Beispiels Volkshilfe Wien“

Selbstbeurteilungsbogen

Liebe Teilnehmerinnen, liebe Teilnehmer!

Die Befragung wird im Zuge des Abschlusses des Masterstudiengangs „Nachhaltige Energiesysteme“ an der FH Burgenland von Rieser Ewald in Kooperation mit der Volkshilfe Wien durchgeführt.

Wie der Titel der Umfrage verrät, geht es um Akzeptanz von Smart Home-Technologien in der Pflege. Doch bevor Sie mit der Beantwortung beginnen, folgt noch eine kurze Beschreibung was Smart Home denn überhaupt ist.

Smart Home Systeme vernetzen und steuern viele Geräte in Ihrer Wohnung bequem per App von ihrem Smartphone aus. Es besteht die Möglichkeit, in Zukunft mit einem Tablet oder einer Smartphone App die Pflege und Betreuung zu optimieren, um in der häuslichen Umgebung ein möglichst lange ein selbstständiges, selbstbestimmtes sowie sozial integriertes Leben zu führen.

Fachhochschule Burgenland GmbH – Department Gesundheit

Steinamangerstrasse 21
7423 Pinkafeld

Tel.: +43 (0)3357 45370
Fax: +43 (0)3357 45370-1010

E-mail: office@fh-burgenland.at
www.fh-burgenland.at

F1: Was ist Ihr Geschlecht? ☐M ☐ W

F2: Wie alt sind Sie?

☐ unter 30 ☐ 30 -40

☐ 40 – 55 ☐ 56 und älter

F3: Was ist Ihr höchster Schulabschluss?

☐ Volksschule ☐ Lehrabschluss ☐ Matura

☐ Hauptschule ☐ Berufsbildende Schule ☐ Fachhochschule

F4: Wie ist Ihr Familienstand?

☐allein stehend ☐mit Partner lebend ☐geschieden

☐verheiratet ☐getrennt lebend ☐verwitwet

F5: Technisch auf den neuesten Stand zu sein, ist mir wichtig?

Bitte Zutreffendes ankreuzen

trifft voll zu	trifft eher zu	neutral	trifft eher nicht zu	trifft nicht zu
☐	☐	☐	☐	☐

F6: Wie gut sind Ihre Kenntnisse im Internet?

Bitte Zutreffendes ankreuzen

sehr gut	gut	mittelmäßig	schlecht	sehr schlecht
☐	☐	☐	☐	☐

Wie wichtig Sind Ihnen folgende Produkteigenschaften beim Kauf von Elektrogeräten? Bitte Zutreffendes ankreuzen:	sehr wichtig	wichtig	neutral	eher unwichtig	unwichtig
F7: Zusatzinformationen bzgl. Funktionen	☐	☐	☐	☐	☐
F8: Einfache Bedienung	☐	☐	☐	☐	☐
F9: Service und Kundendienst	☐	☐	☐	☐	☐
F10: Hohe Energieeffizienz	☐	☐	☐	☐	☐

Inwieweit treffen die folgenden Aussagen zu?

F11: Vernetzte Haushaltsgeräte werden zukünftig an Bedeutung gewinnen.

trifft voll zu	trifft eher zu	neutral	trifft eher weniger zu	trifft nicht zu
☐	☐	☐	☐	☐

F12: Mit vernetzten Haushaltsgeräten kann viel Energie gespart werden.

trifft voll zu	trifft eher zu	neutral	trifft eher weniger zu	trifft nicht zu
☐	☐	☐	☐	☐

F13: Durch Vernetzte Haushaltsgeräte wird vieles komfortabler.

trifft voll zu	trifft eher zu	neutral	trifft eher weniger zu	trifft nicht zu
☐	☐	☐	☐	☐

F14: Ich habe Angst um meine persönlichen Daten, wenn ich vernetzte Haushaltsgeräte nutze.

trifft voll zu	trifft eher zu	neutral	trifft eher weniger zu	trifft nicht zu
☐	☐	☐	☐	☐

F15: Ich wäre mit neuer Technik überfordert.

trifft voll zu	trifft eher zu	neutral	trifft eher weniger zu	trifft nicht zu
☐	☐	☐	☐	☐

F16: Durch die Vernetzung von Haushaltsgeräten lässt sich viel Zeit sparen.

trifft voll zu	trifft eher zu	neutral	trifft eher weniger zu	trifft nicht zu
☐	☐	☐	☐	☐

F17: Welche Möglichkeiten „intelligenter Gebäude" stellen einen echten Nutzen dar? (Mehrfachnennung möglich)

☐ Heizung	☐ Sonstiges:
☐ Lüftung	
☐ Beleuchtung	
☐ Verschattung	
☐ Kühlung	
☐ Sicherheit	

F18: Haben Sie Smart Home-Geräte Zuhause?

Ja	Weiß nicht	Nein
☐	☐	☐

Mit welchen Technologien könnte die Betreuung in der Pflege der Volkshilfe Wien verbessert werden?

Folgende Fragen beantworten Sie bitte mit
1: trifft voll zu — 2 trifft eher zu — 3 neutral
4: trifft eher weniger zu — 5 trifft nicht zu

	1	2	3	4	5
F19: Video Gegensprechanlage bei den Kunden	☐	☐	☐	☐	☐
F20: Videokommunikation via Tablet zwischen Pflegeumfeld und pflegebedürftigen Personen	☐	☐	☐	☐	☐
F21: Herd mit Abschaltsystem	☐	☐	☐	☐	☐
F22: Brandmelder	☐	☐	☐	☐	☐
F23: Intelligente Sturzsensor	☐	☐	☐	☐	☐
F24: Fernöffnung bzw. Schließer der Haustüre	☐	☐	☐	☐	☐
F25: Personenortungssystem	☐	☐	☐	☐	☐
F26: Aufstehhilfe	☐	☐	☐	☐	☐
F27: Medikamentendispenser mit Erinnerungsfunktion	☐	☐	☐	☐	☐
F28: Lichtsteuerung	☐	☐	☐	☐	☐

F29: Neue Technologien würden uns Pflegekräfte helfen, meine Aufgaben bequemer zu erledigen.

trifft voll zu	trifft eher zu	neutral	trifft eher weniger zu	trifft nicht zu
☐	☐	☐	☐	☐

Vielen Dank für Ihre Unterstützung!!!

A.2 Anschreiben

Sehr geehrte Frau Zellner!

Mein Name ist Ewald Rieser, ich bin Student im letzten Semester an der FH Burgenland am Campus Pinkafeld, im Masterstudiengang "Nachhaltige Energiesysteme". Für meine Masterarbeit habe ich mir das Thema **„Energieeffiziente Smart Home Betreuung in der Pflege anhand des Beispiels Volkshilfe Wien“** ausgewählt.

Es soll bewiesen werden, dass Smart Home Systeme die Energiekosten senken und es durch neue Technologien eine Erleichterung in der Pflege und Betreuung gibt.
Für den empirischen Teil meiner Arbeit möchte ich leitfadengestützte Experteninterviews mit Pflegepersonen durchführen. Um die Sichtweise, vor allem von Führungskräften zu diesem Thema zu erfassen, würde ich sehr gerne mit Ihnen ein Gespräch führen. Ich bitte Sie daher um ein kurzes Interview (Dauer 30-40 min). Da ich die Masterarbeit spätestens Anfang Juli abgeben möchte, bitte ich - wenn möglich - um einen Interviewtermin zwischen dem 14.04 und dem 28.04.2019. Gerne richte ich mich hinsichtlich Ort und Zeit. Über Ihre Bereitschaft zum Interview würde ich mich sehr freuen.

Herzlichen Dank im Voraus für Ihre Unterstützung!

Mit freundlichen Grüßen

Ewald Rieser

A.3 Interviewleitfaden

„Energieeffiziente Smart Home Betreuung in der Pflege anhand des Beispiels Volkshilfe Wien"

Einleitung:

- Dank für die Teilnahme
- Vorstellung der eigenen Person (Studiengang, Motivation für die Arbeit)
- Ablauf erklären, Vertraulichkeit und Anonymität zusichern
  Einverständnis für Auswertung der Arbeit einholen
- Klärung offener Fragen & Aufnahmestart

Leitfragen	Check/ Unterfragen
1 40 Prozent des Personals sind mit der Smart Home-Technologie überfordert. Außerdem konnte festgestellt werden, dass 54,93 Prozent der Teilnehmer aktuell kein Smart Home Gerät zuhause haben. 7,04 Prozent der Befragten wissen gar nicht, ob Sie ein Smart Home Gerät besitzen.	Glauben Sie, werden vernetzte Haushaltsgeräte zukünftig an Bedeutung gewinnen? Wird sich die Akzeptanz des Personals verbessern?
2 56 Prozent der Befragten sind der Meinung, dass durch Smart Home Geräten viel Energie gespart werden kann. Außerdem finden 63,02 Prozent das vernetzte Haushaltsgeräte auch den Komfort steigern. Den zweitgrößten Nutzen nach der Heizung sehen 72,5 Prozent der Befragten darin, die Sicherheit zu verbessern.	Kann durch Smart Home-Systemen die Betreuungsqualität gesteigert werden? Energieeffizienz ↑ , Komfort ↑, Lebensqualität ↑, Sicherheit ↑
3 Besonders 3 zukünftige Technologien konnten im Vergleich überzeugen und somit die Pflege und Betreuung durchaus verbessern. 83,22 Prozent der Pflegekräfte glauben, dass ein Brandmelder bei den Kunden eine sinnvolle Möglichkeit wäre. 78,87 Prozent der Teilnehmer finden ein automatisches Abschaltsystem am Herd eine Verbesserung wäre. Außerdem finden 75,71 Prozent der Probanden einen intelligenten Sturzsensor für eine gute Investition.	Können Sie sich vorstellen Smart Home Systeme in die Betreuung zu integrieren? Wenn ja, welche? Am schlechtesten hat die Videokommunikation via Tablet zwischen Pflegeumfeld und pflegebedürftigen Personen abgeschnitten. Können Sie sich das erklären?
4 62,5 Prozent der Pflegekräfte sind der Meinung neue Technologien sind eine Unterstützung, die tägliche Arbeit zu erleichtern. Nur 4,17 Prozent der Befragten sind gegen neue Technologien im Bereich Pflege und Betreuung.	Können Smart Home Systeme in Zukunft die Arbeit in der Pflege erleichtern? Würde es sich aus Sicht der Volkshilfe Wien lohnen, auf Smart Home-Technologien zu setzen?

Abschluss:

- Dank für die Teilnahme
- Klärung offener Fragen
- Klärung der weiteren Vorgehensweise

A.4 Kategorienschema

Kategorie 1 (Schlüsselfrage)	Aussagen über
Akzeptanz des mobile Pflegepersonals gegenüber neuen Technologien	Glauben Sie, werden vernetzte Haushaltsgeräte zukünftig an Bedeutung gewinnen? Wird sich die Akzeptanz des Personals verbessern?
Kategorie 2	**Aussagen über**
Steigerung der Betreuungsqualität, Energieeffizienz, Komfort, Sicherheit,	Kann durch Smart Home-Systemen die Betreuungsqualität gesteigert werden? Kann durch Smart Home-Systeme Energieeffizienz, Komfort, Sicherheit verbessert werden?
Kategorie 3	**Aussagen über**
Zukünftige Technologien	Können Sie sich vorstellen Smart Home Systeme in die Betreuung zu integrieren? Wenn Ja, welche? Am schlechtesten hat die Videokommunikation via Tablet zwischen Pflegeumfeld und pflegebedürftigen Personen abgeschnitten. Können Sie sich das erklären?
Kategorie 4	**Aussagen über**
Smart Home in der Pflege	Können Smart Home Systeme in Zukunft die Arbeit in der Pflege erleichtern? Würde es sich aus Sicht der Volkshilfe Wien lohnen auf Smart Home-Technologien zu setzen?

A.5 Teiltranskriptionen mit Zitaten

I: Guten Tag. Vorerst einmal möchte ich mich bei Ihnen bedanken, dass Sie sich Zeit genommen haben. Ich wollte Sie nur kurz darauf hinweisen, dass die Interviewdaten anonymisiert werden. Mein Name ist Ewald Rieser, ich bin Student im letzten Semester an der FH Burgenland am Campus Pinkafeld, im Masterstudiengang "Nachhaltige Energiesysteme".Ich möchte das Thema Smart Home näher untersuchen und anhand der Masterarbeit möchte ich beweisen, dass Smart Home Systeme die Energiekosten senken und durch neue Smart Home-Technologien die Pflege und Betreuung erleichtert. Ich möchte gleich mit der ersten Frage beginnen.
A: Guten Tag, ja sehr gerne

I: Einer der auffälligsten Frage bei der qualitativen Untersuchung in Bezug auf die Akzeptanz des Pflegepersonals war: 40 Prozent des Personals sind mit der Smart Home-Technologie überfordert. Außerdem konnte festgestellt werden, dass 54,93 Prozent der Teilnehmer aktuell kein Smart Home Gerät zuhause haben. 7,04 Prozent der Befragten wissen gar nicht, ob Sie ein Smart Home Gerät besitzen. Wird sich die Akzeptanz des Personals verbessern?
A: Es ist verständlich, dass viele Heimhilfen kritisch gegenüber Smart Home sind, da sie es nicht kennen. Durch Maßnahmen wie Schulungen ist es durchaus möglich die Akzeptanz zu verbessern.

I: Glauben Sie, werden vernetzte Haushaltsgeräte zukünftig an Bedeutung gewinnen wird und die normale Betreuung ersetzt?
A: Neue Technologien sind gut und schön, aber die persönliche Betreuung muss sehr gut sein. [I]

I: Welche möglichen Probleme sehen Sie bei Smart Home Geräten?
A: Smart Home Betreuung wird vielleicht nicht für jeden leistbar sein. Die intelligenten Geräte sind teilweise noch anfällig für Störungen und die Wartung der Geräte ist meiner Meinung noch unklar. [I]

I: Gibt es schon konkrete Beispiele für Probleme mit Smart Home Geräten?
A: Ja leider, eine Bekannte von mir hat einen Dialyseapparat für Zuhause für Ihren Vater besorgt und da gab es Probleme.

I: Was war da genau?
A: Die Bauchfelldialyse die mein Vater benötigt hat die ganze Nacht gepiepst. Die ganze Familie fühlt sich deswegen über Nacht gestört. Insgesamt sind Sie 11-mal aufgeweckt worden, weil der Dialyseschlauch im Bauch verklebt war. Vielleicht war das Smart Home Gerät ist zu sensibel eingestellt.

I: Wurde der Fehler am Gerät behoben?
A: Nein, Sie gehen jetzt wieder ins Krankenhaus zur Dialyse. Sie hatte die Möglichkeit zuhause eine Bauchfell Dialyse durchzuführen, leider war der Schlauch schlecht gelegt und hat sich im Bauch festgesaugt. Jetzt müssen die Bekannten wieder 3 mal 4 Stunden auf die Dialyse gehen.Man muss wirklich jeden Fall bzw. Technologie einzeln anschauen. Wenn ein Gerät stündlich piepst und der ältere Mensch keine Ahnung hat was los ist wird das sehr nervös werden.

I: 56 Prozent der Befragten sind der Meinung, dass durch Smart Home Geräten viel Energie gespart werden kann. Außerdem finden 63,02 Prozent das vernetzte Haushaltsgeräte auch den Komfort steigern. Den zweitgrößten Nutzen nach der Heizung sehen 72,5 Prozent der Befragten darin, die Sicherheit zu verbessern. Kann durch Smart Home-Systemen die Betreuungsqualität gesteigert werden?
A: Die „Face to Face“ Betreuung muss da sein, zusätzlich könnte man Smart Home Leistungen anbieten. Vorstellbar wäre anstelle der aktuellen PDA-Betreuung eine Kombination mit einem smarten Tablet bei dem Kunden.

I: Kann durch Smart Home-Systeme Energieeffizienz verbessert werden?
A: Darüber möchte ich mich nicht äußern.

I: Ok, verstehe. Kann durch Smart Home-Systeme die Sicherheit verbessert werden?
A: Für Menschen die an Demenz erkrankt sind und nicht mehr wissen wohin sie gehen oder für demenzkranke Menschen, die von der Wohnung weglaufen und orientierungslos sind, ist eine smarte Lösung notwendig. Entscheidend wird sein, wie schnell jemand im Notfall vor Ort sein kann.

I: Besonders 3 zukünftige Technologien konnten im Vergleich überzeugen und somit die Pflege und Betreuung durchaus verbessern. 83,22 Prozent der Pflegekräfte glauben, dass ein Brandmelder bei den Kunden eine sinnvolle Möglichkeit wäre. 78,87 Prozent der Teilnehmer finden ein automatisches Abschaltsystem am Herd eine Verbesserung wäre. Außerdem finden 75,71 Prozent der Probanden einen intelligenten Sturzsensor für eine gute Investition.Können Sie sich vorstellen Smart Home Systeme in die Betreuung zu integrieren? Wenn Ja, welche?
A: Smarte Brandmelder, automatische Abschaltsysteme am Herd sowie intelligente Sturzsensoren haben sehr viel Potenzial für die Zukunft in der Pflege. Eine Videokommunikation mit Tablet zwischen Kunden und Pflegeumfeld ist denkbar, wenn der Kunde eine gewisse Affinität zur Technik hat. Es gibt auf jeden Fall Kunden, die mit der neuen Technik gar nicht akzeptieren. Im mehrsprachigen Bereich weiß man, dass Tablets als Übersetzungshilfen verwendet werden können. Bestes Beispiel für moderne Technologien im Gesundheitsbereich ist das österreichische Start-up-Unternehmen „mySugr“. Mithilfe einer App können sich Blutzuckermessgeräte mit der App verbinden und die Messungen übertragen.

I: Hat die Volkshilfe Wien derzeit Smart Home Geräte?
A: Im Obdachlosenhaus Franziska Fast von der Volkshilfe Wien gibt es seit letztem Jahr einen automatischen Brandmelder, der in 4 Minuten bei der Feuerwehr automatisch Alarm schlägt.

I: Gibt es sonst noch Einsparungsmöglichkeiten?
A: Im ländlichen Bereich werden Smart Home-Technologien sehr viel Anfahrtszeit und Kosten ersparen.

I: Auf was soll bei Smart Home Geräten in Zukunft geachtet werden??
A: Entscheidend wird sein, wie man die Fehlerquellen ausschalten kann. Durch Lichteinfall durchs Fenster werden beispielsweise noch Sensoren aktiv. Bei jeder einzelnen Anwendung muss man die möglichen Fehlerquellen beobachten und

bei Überforderung des Kunden achten.
I: 62,5 Prozent der Pflegekräfte sind der Meinung neue Technologien sind eine Unterstützung, die tägliche Arbeit zu erleichtern. Nur 4,17 Prozent der Befragten sind gegen neue Technologien im Bereich Pflege und Betreuung. Können Smart Home Systeme in Zukunft die Arbeit in der Pflege erleichtern?
A: Ja, Smart Home Systeme können in Zukunft die Pflege erleichtern. Vorstellbar wäre zu Beginn Technologien im niederschwelligen Bereich wie beispielsweise Blutdruck Messung, Blutzucker, Schrittzähler, korrekte Atmung, Körpergewicht Regulierung, Anti Demenz oder Fit check. Wir nutzen smarte Technologie täglich für alles Mögliche.

I: Würde es sich aus Sicht der Volkshilfe Wien lohnen auf Smart Home-Technologien zu setzen?
A: Bei dem richtigen Smart Home Produkt kann ich mir die Volkshilfe Wien gut als Kooperationspartner vorstellen. Die Finanzierung muss noch geklärt werden. Smart Home Produkte müssen sehr individuell an den Kunden angepasst werden.

I: Sind Sensoren noch zu Fehleranfällig?
A: Ein gutes Beispiel um die fehlerhafte Wahrnehmung von Sensoren aufzuzeigen, ist der automatische Abbiegeassistent.

I: Was glauben Sie ganz ehrlich welche smarte Technologie könnte sich in Wien durchsetzen?
A: Besonders die Kühlung von Smart Home Technologien in den Großstädten revolutionieren. Da ältere Personen nur mehr selten die Wohnung verlassen können, wird die Air Kondition besonders an Bedeutung gewinnen.

A.6 Suchprotokoll

	Datum	Datenbank	Suchprotokoll	Anzahl Treffer	Relevante Treffer	Name der relevanten Quelle
Erstrecherche						
1	19.10.2018	Google	energy return on investment	197 000 000	-	
2	19.10.2018	Google	energy	1 640 000 000	-	
3	19.10.2018	Google	erneuerbare energien	7 670 000	-	
4	20.10.2018	Google	smart energy	710 000 000	-	
Scholar.google.at						
5	20.10.2018	scholar.google.at	energy return on investment	2.630.000	4	Energy return on investment, peak oil, and the end of economic growth
6	20.10.2018	-	-	-	-	Assessing the photovoltaic technology landscape: efficiency and energy return on investment (EROI)
7	20.10.2018	-	-	-	-	Global available wind energy with physical and energy return on investment constraints
8	21.10.2018	-	-	-	-	Energy return on investment (EROI) of solar PV: an attempt at reconciliation
9	21.10.2018	scholar.google.at	erneuerbare energien	15.400	2	Erneuerbare Energien und Klimaschutz: Hintergründe-Techniken und Planung-Ökonomie und Ökologie-Energiewende
10	21.10.2018	-	-	-	-	Bausteine der Energiewende- Einführung, Übersicht und Ausblick
books.google.at						
11	21.10.2018	books.google.at	energy return on investment	1 820 000	3	Energy Return on Investment: A Unifying Principle for Biology, Economics ...
12	21.10.2018	-	-	-	-	Energy Return On Investment of Engineered Geothermal Systems Data
13	21.10.2018	-	-	-	-	Temporal Estimation of the Energy Return on Investment (EROI) of Five Major Petroleum Fields
14	24.10.2018	-	Digitalisierung im ländlichen Raum	2 260	1	Smart City: Digitalisierung in Stadt und Land: Herausforderungen und ...
15	24.10.2018	-	Smart Home ältere Personen	121 000	2	E-Health-Ökonomie

17	24.10.2018	-	-	-	-	Smart home für ältere Menschen: Handbuch für die Praxis
FH Burgenland Bibliothek – Online						
18	24.10.2018	FH Burgenland	Smart Home	189598	3	Smart Home für ältere Menschen: Handbuch für die Praxis
19	24.10.2018	FH Burgenland	-	-	-	Smart homes and beyond: ICOST 2006 : 4th International Conference on Smart Homes and Health Telematics
20	24.10.2018	FH Burgenland	-	-	-	Smart Home Energy Management
21	24.10.2018	FH Burgenland	Smart Home Technik in der Pflege	1 860	4	My smart home is my castle!: Wohnqualität durch benutzerfreundliche ...
22	24.10.2018	FH Burgenland	-	-	-	Fit und selbstständig im Alter durch Technik: Von der Vision zur Wirklichkeit?
23	24.10.2018	FH Burgenland	-	-	-	Contributions of ambient assisted living for health and quality of life in the elderly and care services
24	24.10.2018	FH Burgenland	-	-	-	Innovative Organisationsformen: neue Entwicklungen in der Unternehmensorganisation
Österreichische Dissertationsdatenbank						
25	24.10.2018	obvsg.at	Smart Home Technik in der Pflege	210	5	Entwicklung von Smart Wohnungen in Österreich - Bedeutung und Ausgestaltung in der Gegenwart
26	24.10.2018	obvsg.at	-	-	-	Mögliche Geschäftsmodelle für die Smart Home Anwendung im privaten und gewerblichen Wohnbau als Element der Smart City Entwicklung
27	24.10.2018	obvsg.at	-	-	-	Smart City : Voraussetzungen für die Stadt der Zukunft
28	24.10.2018	obvsg.at	-	-	-	Gestaltungsforschung mit Senior-Communities : eine Studie mit älteren Menschen in Wien
Springerlink						
29	24.10.2018	springerlink.com	Smart Home Technik in der Pflege	498	2	Fit und selbstständig im Alter durch Technik
30	24.10.2018	springerlink.com	-	-	-	Methoden der ethischen Evaluierung digitalisierter Dienstleistungen in der Pflege
31	24.10.2018	springerlink.com	-	-	-	Digitalisierung in der Pflege – Assistenzsysteme für Gesundheit und Generationen

32	24.10.2018	springerlink.com	Smart Home Potenzial	1006	3	„Smart Living und Smart Home sind starke Wachstumsmärkte, sowohl in Deutschland als auch weltweit"
33	24.10.2018	springerlink.com	-	-	-	Vernetzte Ökosysteme – Smart Cities, Smart Grids und Smart Homes
34	24.10.2018	springerlink.com	-	-	-	„Das größte Potenzial der Digitalisierung ist die Vernetzung mit Datenkapital."
Pubmed						
35	24.10.2018	ncbi.nlm.nih.gov	Smart Home	15540	2	Smart Homes for Elderly Healthcare—Recent Advances and Research Challenges
36	24.10.2018	ncbi.nlm.nih.gov	-	-	-	Combining a Multi-Agent System and Communication Middleware for Smart Home Control: A Universal Control Platform Architecture

FSC
www.fsc.org
MIX
Papier | Fördert gute Waldnutzung
FSC® C083411

Kolibri 360 GmbH
Ferdinand-Jühlke-Straße 7
99095 Erfurt, Deutschland
produktsicherheit@kolibri360.de

Druck:
CPI Druckdienstleistungen GmbH
im Auftrag der
Kolibri 360 GmbH
Ferdinand-Jühlke-Str. 7
99095 Erfurt